MALADIES INFANTILES : GUIDE DES SYMPTÔMES

Docteur Marc Sznajder

MALADIES INFANTILES : GUIDE DES SYMPTÔMES

MARABOUT

Introduction

De la naissance à l'âge de 3 ans, des conseils de puériculture au quotidien jusqu'aux explications des symptômes des maladies infantiles... Ce guide a été fait dans le but d'aider les parents.

À qui s'adresse *cet ouvrage ?*

À vous, parents. En effet, que dire de vos difficultés, du bouleversement que représente pour vous l'irruption de ce bout de chou dans votre histoire ? Elle va, certes, faire de vous des pères et des mères pour votre plus grand bonheur, mais aussi faire émerger un flot ininterrompu de questions pratiques ou existentielles, et vous obliger à faire le tri parmi un autre torrent tout aussi impétueux, celui des réponses toutes faites, des explications faciles, des idées reçues, mais aussi à décoder toutes sortes d'informations lestées du poids des croyances, des traditions, des mandats intergénérationnels... et du multimédia !

But et méthode *de cet ouvrage*

› Le but essentiel de ce guide est de vous aider, vous, parents, à devenir les acteurs majeurs de la santé de vos enfants. Il s'adresse non seulement aux novices, en leur apportant l'essentiel des informations dont ils ont besoin, mais aussi à vous qui avez déjà élevé des enfants. Si vous êtes dans ce cas, vous percevez bien que vos certitudes chèrement acquises se voient ébranlées par l'évolution rapide des connaissances, et que les recommandations qu'on vous fait aujourd'hui sont parfois diamétralement opposées à celles qui vous ont été faites il y a seulement quelques années, et vous ressentez la nécessité d'une actualisation permanente.

› La méthode de ce guide repose sur le choix d'un parti pris : il s'agit de tenter une approche des questions telles qu'elles se posent, et d'y apporter des réponses aussi simples et pratiques que possible, afin de vous permettre de vous approprier ce guide comme un « outil de gestion » du quotidien de votre enfant.

› Vous trouverez dans cet ouvrage les principaux symptômes classés par tranches d'âge (nourrisson, bébé, enfant) et par maladies. Enfin, il vous enseigne quelques conduites à tenir face à des situations d'urgence.

VERS UNE NOUVELLE CHARTE *de la parentalité*

Si, à travers ce livre, nous avons contribué à faire que le monde de l'enfance gagne de nouveaux défenseurs vigilants, bienveillants et éclairés, unis – pourquoi pas ? – autour d'une nouvelle charte de la parentalité, et que la connaissance nourrie des dernières découvertes scientifiques et le souci de la prévention soient les alliés naturels de l'amour parental, alors peut-être aurons-nous participé au recul des maladies, des accidents, des souffrances somatiques et psychologiques, aussi inutiles qu'injustes, pour le plus grand profit de nos enfants.

la pré-vention

1

Les vaccins : comment ça marche ?

L'organisme humain n'est pas naturellement immunisé contre toutes les maladies. Le rôle de la vaccination est de renforcer son système immunitaire pour l'aider à lutter contre les virus ou les bactéries qui les déclenchent.

COMMENT LE SYSTÈME IMMUNITAIRE *fonctionne-t-il ?*

LES **ANTICORPS**

La plupart des maladies contagieuses de l'enfant sont dues à des agents infectieux (virus, bactéries ou parasites) porteurs d'antigènes. Le rôle du système immunitaire est de reconnaître ces antigènes, puis de les détruire grâce à l'action de protéines fabriquées par les globules blancs du sang, les anticorps. À chaque type d'antigène correspond un type d'anticorps capable de s'opposer à son action.

Le premier barrage de l'organisme contre les agressions se situe là où le corps entre en contact avec l'extérieur : d'une part la peau, d'autre part les muqueuses tapissant le tube digestif (de la bouche à l'estomac), les voies respiratoires (du nez aux bronches) et les yeux (conjonctive). Les larmes, la salive, les acides contenus dans l'estomac renferment en effet des enzymes capables en principe de détruire les antigènes.

LE RÔLE DES **LYMPHOCYTES**

Si les antigènes passent ce premier barrage, l'organisme fait appel à certains globules blancs : les lymphocytes. Les lymphocytes B (ou cellules B) fabriquent des produits chimiques (protéines), les anticorps ou immunoglobulines, dont ils recouvrent la substance ennemie (les antigènes). Les

À SAVOIR

Trois grandes familles de vaccins

- Les vaccins atténués sont fabriqués à partir d'antigènes vivants auxquels on a fait perdre leur caractère infectieux en les faisant muter tout en leur conservant le rôle de déclencheur d'anticorps (les vaccins contre la poliomyélite [vaccin oral], la rubéole, les oreillons, la rougeole, la tuberculose [BCG], la fièvre jaune).
- Les vaccins inactivés fonctionnent selon le même principe, mais sont préparés à partir de cultures microbiennes. Les antigènes deviennent inactifs, tout en restant

lymphocytes T (ou cellules T) entrent alors en action pour la détruire.

› Une bonne collaboration entre cellules B et cellules T permet de lutter contre la plupart des maladies. Il arrive cependant que le système se dérègle : soit les cellules B ne reconnaissent pas l'antigène (herpès, sida…), soit elles détruisent des substances nécessaires à l'organisme (après une greffe d'organe) ou rejettent leurs propres tissus parce qu'elles les confondent avec des corps étrangers (diabète insulino-dépendant, anémie auto-immune…). Il arrive enfin que l'organisme se défende avec une intensité disproportionnée par rapport à l'agression (allergie).

› L'organisme qui a lutté une fois contre des antigènes en garde la mémoire. À la prochaine apparition des mêmes antigènes, les anticorps seront immédiatement prêts à les combattre : c'est ce qu'on appelle la mémoire immunitaire.

Sur quel principe est fondée *la vaccination ?*

C'est sur cette mémoire que repose la vaccination. On introduit dans l'organisme une quantité d'antigènes trop faible pour déclencher la maladie, mais suffisante pour stimuler les défenses immunitaires et permettre aux globules blancs de reconnaître les agents pathogènes et de les combattre s'ils s'y trouvent confrontés ultérieurement.

Vacciner les enfants *est une nécessité*

LE VACCIN **PROTÈGE L'ENFANT…**

Si la nécessité de vacciner les enfants contre les maladies mortelles (tétanos, méningite…) ou très graves (poliomyélite, diphtérie…) n'est pas à démontrer, certaines personnes ont parfois des doutes en ce qui concerne des maladies comme la coqueluche, la rougeole ou les oreillons. C'est oublier que

entiers (les vaccins contre la grippe, la diphtérie, le tétanos, la typhoïde, le choléra [hormis un nouveau vaccin vivant atténué], la poliomyélite [forme injectable]).

› Les vaccins issus du génie génétique ne sont pas inactivés par des procédés physiques, mais par voie génétique. En rendant inactifs les gènes responsables de la virulence du germe, on crée un germe mutant totalement inoffensif [les vaccins contre l'hépatite B et contre le paludisme (encore au stade de la recherche)].

important

Vaccinez votre enfant

La vaccination ne protège certes pas avec une certitude absolue. Mais, même dans les cas rares où elle ne supprime pas totalement la maladie, celle-ci sera toujours moins sévère chez un sujet vacciné que chez un sujet qui ne l'est pas.

ces maladies peuvent avoir des conséquences sérieuses à court ou à long terme. Or la vaccination est la méthode préventive la plus proche de l'immunisation naturelle.

… ET **SON ENTOURAGE**

En outre, plus nombreux sont les enfants vaccinés contre l'une ou l'autre de ces maladies, plus augmentent les chances de voir ces maladies disparaître. C'est grâce à la vaccination que certaines maladies (tétanos, diphtérie…) ont considérablement régressé, et que d'autres (variole…) ont été éradiquées. La vaccination ne protège pas seulement l'enfant qui en bénéficie, mais ceux qui pourraient être contaminés (personnes au contact).

À SAVOIR

Quelle est la différence entre sérum et vaccin ?

- L'injection d'un sérum, composé de gammaglobulines (antidiphtérique, antitétanique ou antirougeole), déclenche une immunité passive. La durée de vie des anticorps fabriqués ne dépasse pas trois semaines.
- La vaccination, elle, crée une immunité active qui peut se prolonger pendant plusieurs années. Elle n'est cependant pas définitive pour tous les vaccins. C'est pourquoi des injections de rappel sont nécessaires pour la plupart d'entre eux.

Les principaux vaccins

Les premiers mois de la vie d'un enfant sont ponctués de rendez-vous chez le pédiatre pour diverses vaccinations et leurs rappels. Quels sont les principaux vaccins, comment s'administrent-ils et contre quoi protègent-ils ?

Le BCG ou bacille *de Calmette et Guérin*

Mis au point par Albert Calmette et Camille Guérin en 1921, le BCG a fait chuter le taux de tuberculose dans les pays où il est pratiqué. On le fabrique à partir d'un bacille tuberculeux bovin, rendu moins virulent par des cultures successives s'étalant sur plusieurs années.

La voie intradermique est la seule voie d'administration du BCG en France depuis le 1er janvier 2006.

AUCUN **DANGER**

Contrairement à certains préjugés, il est efficace et totalement inoffensif. On n'observe ni fièvre ni réactions particulières, sinon dans quelques cas :

- un suintement à l'endroit de l'injection, sur lequel on applique alors un antiseptique et un pansement (le suintement se prolonge parfois pendant plusieurs semaines) ;
- l'apparition éventuelle d'un ganglion dans la zone où a été pratiqué le vaccin.

Mais suintement et ganglion sont sans conséquence.

QUELQUES **CONTRE-INDICATIONS**

En revanche, il existe des contre-indications au BCG, soit durables (immunité défaillante, comme en cas d'infection par le VIH), soit temporaires (poussée importante d'eczéma).

- Avant d'administrer le BCG, on pratique, chez les enfants de plus de 3 mois, un test de réaction tuberculinique pour s'assurer qu'il est négatif.
- Le BCG peut s'administrer en toute saison. Même en cas de suintement, le soleil et la mer ne sont pas du tout contre-indiqués. Il faut simplement protéger l'emplacement par un petit pansement lorsque l'enfant joue dans le sable.

LE TEST DE **RÉACTION TUBERCULINIQUE**

Il est constitué d'un extrait concentré de cultures de bacille tuberculeux (bacille de Koch). Il consiste à injecter de la tuberculine dans le derme (couche profonde de la peau). Cette méthode est inoffensive et peut être pratiquée même en cas de fièvre.

› La réaction positive se traduit, trois ou quatre jours plus tard, par une rougeur et un léger épaississement (induration) de la peau. La lecture, délicate (jugée sur le diamètre de l'induration), doit être faite par un médecin ou par une infirmière.

› Un résultat positif signifie que le sujet réagit à la tuberculine. C'est le cas chez les enfants qui font ou ont fait une primo-infection ou qui ont été vaccinés par le BCG. Il devient positif entre six semaines et trois mois après la vaccination. Mais attention : rougeur et/ou suintement à l'endroit du vaccin, juste après la vaccination, ne signifient pas que le BCG a pris.

Actuellement ce test est pratiqué dans deux situations :
– soit avant l'administration du vaccin chez les enfants de plus de 3 mois ;
– soit en cas de suspicion de tuberculose chez le patient ou dans son entourage (famille, personnel de crèche...) ; s'il est fortement positif, voire recouvert d'une bulle, même chez une personne vaccinée, c'est un argument très important en faveur du diagnostic.

LE VACCIN *antivariolique*

Découvert en 1796 par Edward Jenner, il n'est plus nécessaire, car la variole a été totalement éradiquée. Depuis 1978, on n'en a pas observé un seul cas dans le monde entier.

LE VACCIN DT *(antidiphtérique et antitétanique)*

Extrêmement efficace, il ne comporte aucune contre-indication. Seule la

À SAVOIR

À quel âge peut-on vacciner un enfant ?

Durant les six premiers mois de vie, le sang de l'enfant contient des anticorps hérités de sa mère durant la grossesse.

Le BCG peut être administré dès la naissance ou au cours du premier mois de vie.

Pour la grippe, les hépatites et la fièvre jaune, voir p. 15 et 16.

important

Attention aux saisons

Pour un enfant né au printemps ou au début de l'été, le risque de coqueluche est important, car cette maladie est plus fréquente en été.

Quelle que soit la saison, ce vaccin est administré de manière systématique dès l'âge de 2 mois dans la même injection que le vaccin diphtérie, tétanos, poliomyélite (DTP).

vaccination des enfants allergiques nécessite certaines précautions.

Le vaccin *contre la coqueluche*

Bien que non obligatoire, ce vaccin reste fortement recommandé chez le nourrisson, car la coqueluche peut-être grave, voire mortelle, et une recrudescence de la maladie a été observée, véhiculée par les grands enfants et les adultes jeunes qui n'avaient pas eu de rappel vaccinal.

Il existe deux sortes de vaccins :

- le vaccin à germes entiers tués donne une immunité relativement longue, mais déclenche assez souvent de la fièvre, exceptionnellement des malaises ; il a été pour cette raison supplanté par le vaccin acellulaire ;
- le vaccin acellulaire, dont l'efficacité est à peu près comparable, et qui déclenche beaucoup moins d'effets secondaires. C'est celui qui est le plus largement utilisé aujourd'hui.

Le vaccin *contre Hæmophilus influenzæ (administré avec le DTP)*

Il n'est pas obligatoire mais très recommandé, car *Hæmophilus influenzæ* de type b engendre des infections graves (arthrites, pneumopathies et méningites purulentes).

Le vaccin *anti-poliomyélitique*

La poliomyélite a quasiment disparu en France et devrait disparaître dans le monde entier dans un proche avenir si la vaccination est pratiquée systématiquement.

- Le vaccin (obligatoire) existe sous deux formes : injectable et buvable. Le vaccin buvable est plus efficace. Seule contre-indication : un bébé souffrant de diarrhée.
- Pour les bébés, on le dilue dans un peu d'eau sucrée à boire entre deux biberons. Pour les plus grands (rappel), on peut en imbiber un sucre. Le vaccin est à conserver au réfrigérateur

comme tous les vaccins (température de 4 à 8 °C). En pratique, seul le vaccin injectable est utilisé en France.

Le vaccin combiné *DT-coq-polio-Hæmophilus*

L'association de ces vaccins permet de diminuer le nombre d'injections.

› Une fièvre, de degré variable, peut se manifester quelques heures après l'injection et se prolonger parfois jusqu'à deux jours. Elle peut être traitée par la prise d'aspirine ou de paracétamol.

› Si la zone qui a reçu l'injection est rouge, chaude et douloureuse, des compresses alcoolisées tièdes soulageront le bébé. L'apparition d'une petite boule dure n'est pas inquiétante, elle disparaît au bout de quelques semaines.

Le vaccin contre *la rougeole*

Il est fortement recommandé en France, car certaines formes aiguës de cette maladie peuvent entraîner des complications pulmonaires et endommager l'encéphale.

› Il entraîne parfois une maladie bénigne, avec de la fièvre et une éruption, qui dure entre quatre et dix jours après l'injection.

› Bien que le vaccin soit efficace pour une durée de huit à dix ans, on recommande un rappel de précaution vers l'âge de 2 ans.

› Dans les cas où l'efficacité est imparfaite, la maladie, si elle se déclenche, sera très atténuée et sans conséquence.

Le vaccin contre *la rubéole*

Il est très recommandé à cause des risques de la rubéole pour les femmes enceintes. Si le vaccin n'a pas été fait chez le bébé, il doit absolument l'être durant la période prépubertaire aux fillettes qui n'ont jamais eu cette maladie. Les garçons doivent être vaccinés pour éviter qu'ils

À SAVOIR

Des patchs antidouleur

Il existe des patchs antidouleur et des gels (à recouvrir d'un pansement adhésif), en vente sur ordonnance en pharmacie, qu'on peut appliquer sur la zone où se fera l'injection du vaccin (une heure avant chez les moins de 3 mois, deux heures avant après 3 mois; contre-indiqué pour le BCG par voie intradermique). C'est extrêmement efficace contre la douleur… mais ce n'est pas toujours suffisant pour détendre l'enfant s'il est inquiet.

contaminent une femme enceinte. On utilise un virus vivant atténué. Comme le vaccin pour la rougeole, il provoque parfois une forme extrêmement atténuée et non contagieuse de la maladie (légère fièvre, éruption fugitive et/ou douleurs articulaires passagères).

Le vaccin contre *les oreillons*

Comme les deux précédents vaccins, il est très recommandé car cette maladie peut entraîner des complications plus ou moins sévères, surtout si elle se déclenche à la puberté ou à l'âge adulte : inflammation des ovaires ou des testicules, méningite, encéphalite.

La vaccination combinée *ROR*

On associe généralement les trois vaccins précédents, ce qui permet de faire subir à l'enfant une seule injection au lieu de trois. Cette injection unique immunise 95 % des sujets pendant au moins cinq ans, et la sensation de brûlure qui peut apparaître après l'injection à l'endroit de la piqûre est généralement très légère et dure peu de temps.
Certains parents pensent que le système immunitaire de leur enfant supportera mieux des vaccins administrés séparément. Il n'en est rien, d'autant que leur action n'est pas simultanée. En ce qui concerne le ROR par exemple, le vaccin contre la rougeole commence à faire effet entre sept et dix jours après la vaccination, bien avant les vaccins anti-oreillons et antirubéole. D'autre part, la vaccination constitue une agression très faible, que le système immunitaire de l'enfant peut affronter sans difficultés.

Le vaccin contre *l'hépatite B*

Associé à une injection de sérum spécifique, ce vaccin est très efficace, et absolument nécessaire, chez les nouveau-nés dont la mère est porteuse du virus ainsi qu'en cas de voyage dans des pays à risque (Afrique, Amérique du Sud, Chine, Asie du Sud-Est). Il peut être pratiqué à n'importe quel âge.
En 1994-1995, un débat s'est élevé concernant un risque de sclérose en plaques que présenterait éventuellement ce vaccin. Mais des études réalisées en 2000 ont conclu à l'impossibilité d'établir un lien de cause à effet entre le vaccin et cette maladie.

Le vaccin contre *la grippe*

Le virus de la grippe évoluant d'une année sur l'autre, la vaccination ne peut offrir une protection totale (on l'estime à un pourcentage de 60 à 90 %).

› Avant 6 mois, la vaccination est contre-indiquée.

› Au-delà de 6 mois, elle n'est recommandée que pour les enfants atteints de certaines affections : affection respiratoire (asthme, en particulier) ou insuffisance cardiaque, maladie immunitaire, grave maladie des reins, diabète insulino-dépendant. La grippe, chez eux, est en effet souvent très sévère, et par ailleurs elle peut aggraver la pathologie déjà présente. Chez un enfant en bonne santé, la vaccination n'est pas particulièrement recommandée, car les complications graves sont rares et la mortalité tout à fait exceptionnelle.

› Ce vaccin doit être administré à l'automne (renouvelable chaque année) à raison d'une seule injection, ou de deux injections à un mois d'intervalle chez le jeune enfant (demi dose).

Le vaccin contre *la varicelle*

La varicelle se limite généralement à une éruption de boutons accompagnée de fièvre, mais peut présenter des complications dans 3 % des cas (surinfection, complications neurologiques, atteintes pulmonaires…). Un vaccin est disponible en France depuis septembre 2004, sous forme injectable. Pour l'instant, le Conseil supérieur d'hygiène publique ne le recommande que chez certains adultes. Il est souhaitable cependant de l'administrer aux enfants suivant des traitements prolongés à la cortisone, car la varicelle peut leur faire courir des risques sévères.

Le vaccin contre *l'hépatite A*

On le pratique de plus en plus, notamment en cas de voyage exotique, sous forme d'une injection intramusculaire dans le gras de l'épaule. Il ne doit pas être administré avant

À SAVOIR

Dans quels cas la vaccination est-elle contre-indiquée ?

Les vaccins sont généralement bien tolérés. Des effets secondaires bénins peuvent cependant se manifester chez certains enfants : gonflement, rougeur, durcissement dans la zone de l'injection. Cela ne dure en principe que quelques heures, quelques jours tout au plus. Les seules contre-indications sont :

› lors d'une maladie infectieuse aiguë, si la température de l'enfant est élevée ou encore s'il a une diarrhée sévère (il faut retarder la vaccination) ;

l'âge de 1 an. Un rappel est pratiqué six mois après, puis tous les dix ans. Une nouvelle présentation sous la forme d'une seule injection convient pour les enfants. On peut l'associer au vaccin contre l'hépatite B.

LE VACCIN CONTRE *les maladies exotiques*

- La vaccination contre la fièvre jaune est obligatoire pour les enfants se rendant dans certaines régions d'Afrique et d'Asie. Elle ne doit jamais être pratiquée avant 6 mois, et de préférence pas avant 1 an.
- Contre le choléra, la prise régulière de médicaments pendant le séjour dans un pays présentant des risques est plus efficace que la vaccination. Un nouveau vaccin par voie orale est cependant à l'étude.

LE VACCIN CONTRE *la méningite*

- Il n'existe pas pour l'instant de vaccination efficace contre la méningite cérébrospinale, due au méningocoque B, mais un vaccin est à l'étude, qui pourrait voir le jour d'ici à quelques années.
- En revanche, un vaccin antiméningococcique existe contre les germes A et C, responsables d'épidémies en Afrique et dans les pays du golfe Persique (germes exceptionnels en France).

LE VACCIN CONTRE *les pneumocoques*

Le pneumocoque, extrêmement résistant aux antibiotiques, est la première cause d'infection bactérienne chez l'enfant de moins de 3 ans. Dans les cas sérieux, cela peut déboucher sur une septicémie, une méningite ou une pneumonie plus ou moins grave.

- Le vaccin existant depuis une vingtaine d'années était inefficace avant l'âge de 2 ans, mais une nouvelle formule récemment mise au point est à la fois mieux tolérée et

- les cas où des réactions graves (perte de connaissance, convulsions...) ont été observées après l'administration d'un vaccin précédent;
- les maladies neurologiques en cours d'évolution, pour le vaccin contre la coqueluche (épilepsie mal stabilisée, convulsions...).

En revanche, les troubles suivants ne constituent pas des contre-indications: rhume des foins, asthme, infections cutanées...

plus efficace. Il est conseillé pour les enfants qui souffrent de malformations cardiaques graves ou d'insuffisance respiratoire, chez lesquels une infection à pneumocoque peut mettre la vie en danger. Il l'est également pour les nourrissons exposés à la collectivité.

CALENDRIER DES VACCINATIONS OBLIGATOIRES* ET RECOMMANDÉES

Âge	Vaccin	Injection	Enfants concernés
Naissance	BCG		Enfants vivant dans un milieu à risque. Les autres peuvent être vaccinés entre 0 et 6 mois.
Naissance	Hépatite B	1re	Dans les 24 heures pour les enfants de mère portant le virus
1 mois	Hépatite B	2e	Enfants de mère portant le virus
2 mois	Hépatite B	3e	Enfants de mère portant le virus
2 mois	**Diphtérie, tétanos, polio***, coqueluche, Hæmophilus influenzæ B	1re	Tous
2 mois	Hépatite B	1re	Enfants de mère non porteuse du virus
2 mois	Pneumococcique (Pn7)	1re	Tous
3 mois	**Diphtérie, tétanos, polio***, coqueluche, Hæmophilus influenzæ B	2e	Tous
3 mois	Pneumococcique (Pn7)	2e	Tous
4 mois	**Diphtérie, tétanos, polio***, coqueluche, Hæmophilus influenzæ B	3e	Tous
4 mois	Hépatite B	2e	Enfants de mère portant le virus
4 mois	Pneumococcique (Pn7)	3e	Tous

À SAVOIR

Pour toute information sur la vaccination, on peut s'adresser :

- à un médecin ;
- à un dispensaire ;
- à un centre de protection maternelle et infantile (PMI) ;
- à un centre de vaccination municipal ou départemental ;
- à la mairie pour avoir les adresses des organismes ci-dessus.

Âge	Vaccin	Injection	Enfants concernés
9 mois	Rougeole, oreillons, rubéole	1re	Enfants entrant en collectivité avant 12 mois
12 mois	Rougeole, oreillons, rubéole	1re	Tous (sauf les enfants entrés en collectivité avant 12 mois)
Entre 12 et 15 mois	Rougeole, oreillons, rubéole	2e	Enfants entrés en collectivité avant 12 mois et ayant reçu une 1re dose à 9 mois
Entre 13 et 24 mois	Rougeole, oreillons, rubéole	2e	Tous (sauf les enfants entrés en collectivité avant 12 mois)
Entre 16 et 18 mois	**Diphtérie, tétanos, polio***, coqueluche, Hæmophilus influenzæ B	4e	Tous
Entre 16 et 18 mois	Hépatite B	Rappel	Enfants de mère non porteuse du virus
Entre 16 et 18 mois	Pneumococcique (Pn7)	4e	Tous
Avant 6 ans (avant entrée en crèche ou garderie)	BCG		Enfants à risque non encore vaccinés
6 ans	**Diphtérie, tétanos, polio***	Rappel	Tous
Entre 11 et 13 ans	**Diphtérie, tétanos, polio***, coqueluche (acellulaire uniquement)	Rappel	Tous
Entre 11 et 13 ans	Hépatite B	3 injections : - les 2res à un mois d'intervalle ; - la 3e entre 5 et 12 mois après la 2e	Enfants non encore vaccinés
12 ans	Rougeole, oreillons, rubéole		Rattrapage possible pour les enfants non encore vaccinés

(Source : www.service-public.fr, portail de l'administration française)

Avant d'emmener un enfant en voyage, on peut se renseigner sur les vaccinations internationales :

- auprès d'un médecin ou dans un centre de vaccination ;
- auprès des ambassades ou des consulats des pays concernés ;
- à la direction départementale des affaires sanitaires et sociales (DDASS) ;
- auprès du Centre de vaccinations international, 211, rue de Vaugirard, 75015 Paris ; Tél. : 01 40 61 38 00.

Prévenir les contagions

Les maladies infectieuses sont plus ou moins contagieuses, selon la façon dont les virus ou les bactéries sont excrétés par l'organisme contaminant. Elles se transmettent par la salive, donc par la toux et les éternuements.

COMMENT ÉVITER *la contagion ?*

Le meilleur moyen d'éviter la contagion est d'isoler le malade dès le déclenchement de la maladie. Mais souvent il est déjà trop tard, car l'enfant peut être au moins aussi contagieux pendant la période d'incubation – qui peut durer jusqu'à 14 jours (varicelle), 10 jours (rougeole) ou même 21 jours (oreillons) – que pendant la période de maladie déclarée.

Le respect de certaines règles s'impose donc, quel que soit l'état de santé de l'enfant et de son entourage:

- se laver les mains régulièrement;
- se couvrir la bouche lorsqu'on tousse ou qu'on éternue;
- protéger les plaies, et éviter tout contact avec le sang d'une autre personne;
- prévenir l'école, la crèche ou la garderie de l'enfant dès qu'une maladie infectieuse se déclare, ainsi que les parents des enfants avec qui il a été en contact;
- garder l'enfant à la maison jusqu'à la fin de la période de contagion.

PEUT-ON PRÉVENIR *les rhinopharyngites ?*

Il n'existe malheureusement pas de recette infaillible ! Du moins peut-on s'efforcer de préserver l'environnement de l'enfant, et s'assurer qu'il

À SAVOIR

L'ablation des végétations

Chez un bébé qui souffre de rhino-pharyngites à répétition, l'ablation des végétations peut être nécessaire si l'on a fait la preuve que leur taille est excessive et favorise otites et/ou obstruction respiratoire permanente.

Une inflammation quasi permanente du rhino-pharynx et des tympans pourrait en effet entraîner dans l'avenir une gêne à l'audition, et donc un mauvais développement de la parole et des troubles du comportement.

est le mieux armé possible contre une éventuelle attaque bactérienne.

DURANT LA **PETITE ENFANCE**

Plusieurs éléments entrent en jeu pour forger les défenses immunitaires.

- L'allaitement maternel, même s'il ne dure que quelques semaines, entre pour une bonne part dans la prévention des maladies.
- Le tabac est le pire ennemi des voies respiratoires… et pas uniquement de celles du fumeur.
- La mise en collectivité avant l'âge de 6 mois est souvent un facteur de risque, surtout pour les bébés nés à l'automne ou en début d'hiver. Il faut savoir que la crèche multiplie par 4 le risque de développer des infections, par rapport à la garde chez une nourrice. Lorsqu'un enfant souffre de rhino-pharyngites ou d'otites récidivantes (au moins 3 épisodes infectieux en l'espace de 6 mois), il ne faut pas hésiter à changer le mode de garde, dans la mesure du possible bien sûr.

L'**ENVIRONNEMENT**

Il joue également un rôle non négligeable. Si l'humidité et le froid favorisent le développement des bactéries, un logement surchauffé est tout aussi néfaste. En effet, un air trop sec agresse les muqueuses des voies aériennes et les fragilise. De plus, les bactéries s'épanouissent volontiers dans un air confiné.
Il faut donc veiller à aérer régulièrement les pièces dans lesquelles on vit (au moins dix minutes chaque jour), et surtout les chambres.

UNE BONNE **HYGIÈNE DE VIE**

Elle passe en particulier par :

- un bon sommeil, qui fortifie l'organisme en l'aidant à éliminer les toxines ;
- une activité physique suffisante, pour les mêmes raisons ;
- un apport suffisant en vitamine C par une alimentation riche en agrumes (oranges, citrons, pamplemousses), entre autres fruits frais, en pommes de terre, en tomates et en légumes verts.
- Si l'enfant a un système de défense immunitaire fragile, il peut être utile de renforcer ses défenses naturelles par le recours à des oligo-éléments (cuivre, zinc, manganèse…) et à des minéraux (fer, en particulier).
- Mais toutes ces précautions ne peuvent compenser un terrain particulièrement fragile ou des troubles ORL susceptibles de gêner la respiration.

LES CONTAGIONS			
Maladie	**Durée de la maladie**	**Durée de la contagion**	**Mode de transmission**
Varicelle	10-15 jours	1-2 jours avant le début de l'éruption > 8 jours après l'arrivée des premières vésicules (et non des boutons)	Contact direct (gouttelettes de salive)
Rougeole	10-15 jours (si pas de complications)	1-5 jours avant le début de l'éruption > 5-6 jours après	Contact direct (gouttelettes de salive)
Rubéole	3 jours-1 semaine (si pas de complications)	10 jours avant le début de l'éruption > 10 jours après	Contact direct (gouttelettes de salive)
Roséole	3-4 jours	3 jours avant l'apparition de la fièvre > 2 jours après	Contact direct (gouttelettes de salive)
Oreillons	5-15 jours	3-4 jours avant le début de la maladie > 1 semaine après	Contact direct (gouttelettes de salive)
Coqueluche	4-8 semaines	6 jours avant le début des quintes > 4 semaines après	Contact direct (gouttelettes de salive)
Scarlatine	8-10 jours (si pas de complications)	Dès l'apparition de la fièvre > 15 jours après	Contact : – direct (gouttelettes de salive) ; – ou indirect (avec un sujet sain mais porteur)

Compléments alimentaires, fortifiants, vitamines : utiles ou futiles ?

C'est l'un des paradoxes des pays occidentaux : à une époque où les supermarchés regorgent de produits alimentaires d'une incroyable variété, l'alimentation est bien souvent déséquilibrée. Face à ce constat, la multiplication des compléments alimentaires proposés en pharmacie et en grandes surfaces est-elle une panacée ?

Les besoins alimentaires *de base*

Une alimentation équilibrée, nécessaire à tout âge, est d'autant plus capitale durant les premières années de formation. Les besoins de l'enfant se composent d'un certain nombre d'éléments :

- les glucides et lipides (ou graisses) apportent l'énergie nécessaire au fonctionnement de l'organisme. On les trouve essentiellement dans le pain, les pommes de terre, les pâtes et les légumineuses (pour les glucides) ; dans le beurre, l'huile, les fromages, les œufs et les pâtisseries (pour les lipides) ;
- les protéines sont indispensables à la construction et à l'entretien des tissus, donc à la croissance. On en trouve en particulier dans les viandes, les poissons, les œufs, les produits laitiers, les céréales, les légumes secs et les fruits secs ;
- les vitamines et les minéraux, qui protègent l'organisme, sont présents principalement dans les fruits, les légumes et le pain complet ;
- les fibres, qui ont un rôle similaire à celui des vitamines et des minéraux, sont présentes dans les fruits (frais ou secs), les légumes et le pain complet.

Pourquoi avoir recours à *des compléments alimentaires ?*

- Un grand nombre de médecins considèrent à juste titre qu'il vaut mieux modifier les habitudes alimentaires d'un enfant que de le gaver de gélules prétendues miraculeuses. On ne fabrique pas des forces de la nature ou des petits génies à coup de magnésium en gélule et de concentré d'oméga-3. Méfiance, donc, face aux publicités un peu trop prometteuses.

› Une alimentation équilibrée et variée contient en principe tous les éléments nécessaires au développement et à la croissance de l'enfant. Et il faut savoir que les éléments apportés par des suppléments alimentaires sont moins efficaces que s'ils l'étaient par l'alimentation.

› Mais si un enfant ne consomme pas assez de produits laitiers, par exemple, un supplément en calcium peut être souhaitable. De même, un complément en vitamines A (pour la croissance) et C (pour le renforcement des défenses immunitaires) peut être utile. Une supplémentation en vitamine D est indispensable au cours de chaque hiver jusqu'à 5 ans, voire au-delà dans certains cas. En parler avec le pédiatre.

› Ne pas oublier les apports en fluor – en veillant à ne pas en donner trop –, destiné à prévenir les caries dentaires.

LES BIENFAITS DES VITAMINES ET DES MINÉRAUX	
Vitamine A	Favorise la croissance
Vitamine C	Renforce et stimule le système immunitaire
Vitamine D	Favorise l'absorption du calcium pour assurer la minéralisation du squelette
Acide folique	Augmente la résistance aux infections et participe au développement du cerveau
Calcium	Nécessaire à la minéralisation du squelette. Ne peut se fixer de façon efficace sans la présence de vitamine D
Fer	Renforce le système immunitaire et favorise les capacités d'apprentissage
Iode	Aide à la constitution des hormones thyroïdiennes, très importantes pour le développement physique et mental de l'enfant
Zinc	Favorise la croissance. Un bon apport en zinc peut réduire l'incidence et la sévérité des maladies intestinales et respiratoires

important

Le carnet de santé

Le carnet de santé est un livret délivré par les services d'état civil de la mairie du lieu où l'on déclare la naissance de l'enfant. Il est remis gratuitement aux parents ou à la personne titulaire de l'autorité parentale. Si la naissance a eu lieu dans une maternité publique, il est délivré sur place.

› Le carnet de santé est destiné à recueillir toutes les informations importantes concernant le suivi médical de l'enfant : antécédents familiaux, mensurations, croissance, développement, alimentation, vaccinations, tests, maladies infectieuses, accidents, hospitalisations... Il comporte en particulier :

- un chapitre concernant la surveillance médicale de 0 à 6 ans, puis de 6 à 20 ans, et des pages blanches pour l'âge adulte ;
- une page pour les hospitalisations ;
- un tableau pour noter les examens radiologiques ;
- trois certificats de santé obligatoires (à se faire établir à 8 jours, et au cours des 9ᵉ et 24ᵉ mois), placés dans le rabat d'ouverture, et les enveloppes T permettant leur envoi.

› Outre les trois examens donnant lieu à l'établissement d'un certificat de santé, l'enfant doit être soumis à vingt examens médicaux qui se répartissent ainsi :
- 9 au cours de la 1re année (8e jour, 1er, 2e, 3e, 4e, 5e, 6e, 9e et 12e mois) ;
- 3 au cours de la 2e année (16e, 20e et 24e mois) ;
- 1 examen semestriel pour les 4 années suivantes.

Ces examens (gratuits ou remboursés en totalité) peuvent se faire soit en cabinet médical soit en PMI (centre de protection maternelle et infantile). Ils permettent de dépister d'éventuels troubles visuels, auditifs, neuro-moteurs ou psychologiques. Celui du 4e mois est particulièrement important car il permet de repérer assez tôt certaines anomalies et de faire le point sur le régime alimentaire.

› En dehors de ces vérifications indispensables, le suivi de ce carnet ne doit pas devenir une obsession, et il ne faut pas s'alarmer si les performances de l'enfant ne sont pas exactement conformes aux « normes ».

› Le carnet de santé doit être conservé par les parents. Seul un médecin peut exiger de le consulter.

Les différents modes d'administration des médicaments

Un médicament se compose d'une ou de plusieurs substances actives ainsi que d'autres substances, les excipients, qui facilitent l'absorption des produits actifs en en modifiant le goût, la texture, la consistance.

LES MÉDICAMENTS *par voie orale*

On les absorbe par la bouche. Ils agissent soit après l'ingestion, soit au moment de la digestion ou de l'absorption par les intestins, lorsque les substances actives pénètrent dans le sang, qui les transporte vers l'organe malade ou déficient.

LES **COMPRIMÉS**

Certains libèrent très rapidement la substance active (comprimés effervescents), alors que d'autres n'agissent que lorsque le produit arrive dans l'estomac ou dans l'intestin (comprimés gastrorésistants). Les comprimés LP (à libération prolongée) délivrent les substances actives de façon progressive. On devine que ces deux dernières catégories (gastrorésistants et LP) ne doivent surtout pas être écrasées puisqu'ils doivent parvenir intacts dans l'estomac.
La plupart des comprimés, d'ailleurs, doivent être pris avec du liquide de façon à ne pas rester collés à la paroi de l'œsophage ou de l'estomac, ce qui pourrait provoquer des ulcérations. Mais d'autres sont à laisser fondre lentement dans la bouche. D'où l'importance de lire attentivement la notice.

LES **GÉLULES**

Elles protègent les substances actives de la lumière tout en dissimulant leur goût amer. Il faut les prendre avec de l'eau en quantité suffisante pour éviter que la gélule colle à l'œsophage ou à l'estomac.
Pour les enfants qui ont une appréhension à avaler, il est souvent plus facile d'ouvrir la gélule et de diluer son contenu dans l'eau. Mieux vaut cependant interroger le pharmacien avant de prendre cette initiative.

LES **GOUTTES**

Elles ne posent aucun problème particulier. La notice indique toujours s'il faut les prendre diluées ou pures.

LES **SIROPS**

Ils sont appréciés par les enfants, qui refusent rarement un liquide sucré et aromatisé. Les sirops à base de sucre sont à éviter chez les petits diabétiques (et au moment du coucher, après que l'enfant s'est brossé les dents !). Attention : la présence d'opacités en forme de volutes dans un sirop peut indiquer une contamination microbienne.

Injections *et perfusions*

Les injections (piqûres) peuvent se faire par voie intraveineuse (dans une veine), intramusculaire (dans un muscle) ou sous-cutanée (sous la peau).

› Lorsqu'on laisse l'aiguille d'une injection intraveineuse en place pendant un temps prolongé, on parle de perfusion ou de goutte-à-goutte. Ce mode d'administration permet la diffusion lente d'une quantité importante de produit.

› Les injections et les perfusions ne sont utilisées chez l'enfant qu'à défaut d'autres voies.

Lisez attentivement la notice avant de donner un médicament à un enfant.

Les *suppositoires*

Les suppositoires s'administrent par voie rectale. Leur substance active est absorbée par la muqueuse du rectum puis acheminée par le sang jusqu'à l'organe cible.

› Le processus est rapide, la dose utile assez facile à déterminer, et l'administration sans problème pour les tout-petits (un peu moins pour les plus grands). Il ne faut pas les introduire par leur extrémité pointue, mais par la plus large. Le resserrement réflexe du sphincter sur la partie pointue accélère en effet le transit du suppositoire vers le rectum.

› Sensibles à la chaleur, ils doivent être conservés dans un endroit frais.

Les médicaments *à inhaler*

Certaines substances actives pénètrent mieux dans l'organisme par la voie respiratoire. On les administre alors de préférence à l'aide d'aérosols ou de nébulisateurs, très utilisés notamment lors des crises d'asthme.

› Pour les enfants sur lesquels l'aérosol simple a peu d'effet, on peut avoir recours à un nébulisateur avec compresseur : il se compose d'un réservoir contenant le médicament, d'un tube reliant le réservoir au compresseur électrique et d'un masque pour le visage. L'enfant place ses lèvres autour de l'embout qui se trouve sur le réservoir.

Les médicaments administrés par *la peau et la muqueuse*

› Pommades et crèmes sont des produits d'application cutanée : sur la peau, bien sûr, mais également sur la muqueuse du nez (pommades nasales), sur l'œil (pommades ophtalmiques) ou dans l'oreille (pommades otologiques).

› Pour une diffusion plus longue et continue, on utilise la voie transdermique, avec les timbres (ou patchs) contenant une certaine quantité de substance active.

› Les gouttes ophtalmiques (collyres) sont également appliquées directement sur l'œil.

À SAVOIR

Les gouttes dans l'œil nécessitent certaines précautions :

› veiller à avoir les mains parfaitement propres avant l'instillation ;
› ne pas toucher l'œil ou la paupière avec l'embout du flacon ;
› respecter un laps de temps d'au moins quinze minutes entre les instillations de deux collyres différents (valable aussi pour deux pommades ophtalmiques) ;
› ne jamais dépasser la durée maximale de conservation, une fois que le flacon a été débouché.

Les grandes familles de médicaments

La substance active d'un médicament peut agir de différentes façons : en calmant, en stimulant, en désinfectant... Pour chaque famille de médicaments, il est important de savoir ce qu'on en attend et quelles sont les précautions à observer.

Les *antalgiques*

Les antalgiques (ou analgésiques) sont utilisés pour diminuer et si possible supprimer la douleur. Il faut les administrer par paliers, en fonction de la douleur de l'enfant.

Un premier palier comporte des médicaments comme le paracétamol, l'aspirine ou les anti-inflammatoires, le deuxième a recours à des dérivés morphiniques ou opiacés faibles (codéine ou dextropropoxyphène), le troisième à la morphine ou à ses dérivés.

Les *antithermiques*

Ils sont destinés à faire baisser la température. Les plus utilisés sont l'aspirine, le paracétamol et l'ibuprofène, qui sont antalgiques.

Les *antibiotiques*

Sans eux, des enfants mourraient en grand nombre de septicémie ou de méningite. Il n'y a aucune raison de les redouter s'ils sont utilisés à bon escient.

- Ils agissent de diverses façons. Certains détruisent les bactéries en s'attaquant à leur membrane (pénicillines, céphalosporines, glycopeptides), d'autres bloquent leur développement si bien qu'elles finissent par mourir (aminosides, macrolides, tétracyclines, sulfamides), d'autres enfin empêchent leur multiplication en agissant sur leur ADN (quinolones).
- Ils sont efficaces dans la lutte contre les infections bactériennes, mais inopérants face aux virus. Les rhinopharyngites sont en général d'origine virale et ne doivent donc pas être traitées par des antibiotiques.
- Certains antibiotiques peuvent déclencher des réactions allergiques. Si un enfant a réagi violemment à une substance (pénicilline, sulfamide...) entrant dans la composition de certains antibiotiques, il est important de le signaler au pédiatre.
- L'intestin contenant des bactéries utiles à la digestion, un traitement prolongé aux antibiotiques peut

déclencher des diarrhées. Pour protéger ces bactéries qui constituent la flore intestinale, le médecin peut prescrire en même temps que l'antibiotique un médicament de type Ultra-levure® ou Lactéol®.

› Il ne faut jamais donner à un enfant un antibiotique sans prescription médicale. Un antibiotique qui s'est révélé efficace lors d'une maladie antérieure peut fort bien ne pas convenir au cas présent.

› Il est essentiel de respecter la prescription du médecin (dose et durée). Une amélioration de l'état de l'enfant ne signifie pas que l'infection est enrayée. Arrêter le traitement prématurément pourrait favoriser l'apparition de bactéries encore plus résistantes, et la rechute serait plus difficile à traiter que la première attaque.

Les *antitussifs*

› Les antitussifs (médicaments contre la toux) se présentent sous deux formes : comprimés et sirops. Les sirops sont bien sûr les plus faciles à administrer aux enfants, même très jeunes (à prendre avant le brossage des dents).

› Ils ne doivent être utilisés qu'en cas de toux sèche et irritante, qu'on dit « non productive » parce qu'elle ne s'accompagne pas de mucosités. En cas de toux grasse, donc « productive », bloquer celle-ci entraînerait un encombrement au niveau des bronches et maintiendrait l'infection. Il faut alors choisir un sirop dit fluidifiant bronchique, qui favorise l'évacuation des mucosités, mais qui est à éviter au moment du coucher et de manière prolongée (risque de majoration de l'encombrement respiratoire). Il est donc indispensable de demander conseil au pharmacien et/ou de lire attentivement les notices.

› Certains antitussifs peuvent être dangereux s'ils sont pris conjointement à d'autres médicaments. L'automédication est donc fortement déconseillée.

À SAVOIR

Les effets secondaires des corticoïdes :

› Augmentation de l'appétit et élévation de la pression artérielle. Il faut donc limiter les sucres d'absorption rapide (sucreries, gâteaux, confitures, boissons sucrées) et les graisses, habituer l'enfant à manger moins salé, et enrichir son alimentation en fibres (légumes, fruits frais).

› Modification de la peau, qui peut nécessiter la consultation d'un dermatologue.

› Moins grande résistance aux infections.

Important

Médicaments : trois erreurs à éviter

1. L'automédication.
2. Réutiliser un médicament prescrit lors d'une maladie précédente sans un nouvel avis médical.
3. Associer deux médicaments sans prendre l'avis d'un médecin.

Les anti-inflammatoires *non stéroïdiens*

Les anti-inflammatoires sont utilisés pour calmer inflammation et fièvre. Le terme « non stéroïdiens » caractérise ceux qui ne sont pas dérivés de la cortisone. On les administre par voie orale, rectale, sous forme de piqûre ou encore par application de crème ou de pommade. Ce sont des médicaments puissants, admis par prescription médicale. En comprimés, ils doivent être pris avec de l'eau en quantité suffisante (un demi-verre ou un verre), car ils pourraient léser la paroi de l'œsophage s'ils y restaient collés.

Les *corticoïdes*

Les corticoïdes sont des hormones sécrétées par la glande corticosurrénale. Mais il existe également des corticoïdes de synthèse (glucocorticoïdes), administrés sous forme de médicaments dans différentes pathologies (asthme, allergies, inflammations diverses, maladies des reins…). Respectez le traitement qui ne doit jamais être arrêté brusquement.

La préparation *magistrale*

Médicament préparé en pharmacie selon une prescription destinée à un malade déterminé. On y a rarement recours, sauf en dermatologie.

- Maux d'estomac.
- Déminéralisation osseuse, qui nécessite une supplémentation en calcium et en vitamine D.
- Surexcitation, troubles du sommeil.
- Ralentissement de la croissance, qui peut amener le médecin à modifier le traitement.

La pratique d'une activité physique permet de limiter ces inconvénients.

La pharmacie idéale

Un dimanche du mois d'août, dans une maison loin de tout, en vacances à l'étranger… On n'a pas la possibilité en toutes circonstances de consulter rapidement un médecin. Sans compter les accidents qui nécessitent une intervention rapide. Avec ou sans enfants à la maison, il est indispensable de pouvoir prodiguer les premiers soins.

UNE ARMOIRE *pas comme les autres*

› L'armoire à pharmacie doit être placée dans un endroit sec, frais et non exposé à la lumière.

› Les médicaments ne doivent pas se trouver à la portée des enfants. Placer l'armoire en hauteur n'est pas toujours suffisant car beaucoup d'enfants ne reculent devant aucune escalade. Mieux vaut donc l'équiper d'une fermeture rebelle aux petites mains.

› Les médicaments doivent retourner à leur place aussitôt après utilisation, et ne doivent en aucun cas traîner sur une table.

› Pour éviter toute confusion, il est prudent de ranger bien à part les médicaments destinés aux enfants.

› Un médicament périmé peut être toxique. Il est donc indispensable de vérifier régulièrement (au moins une fois par an) les dates de péremption et de rapporter au pharmacien les médicaments périmés.

› Conserver les emballages (pour protéger les substances actives de la lumière) et les notices (de façon à pouvoir les consulter en cas de besoin).

QUE FAUT-IL *emporter en voyage ?*

› Tout dépend du lieu de destination et du moyen de locomotion. Pommade antimoustiques et Aspivenin (pompe à venin), par exemple, ne sont pas nécessaires lorsqu'on se rend en montagne au mois de février, alors que la crème solaire s'impose… La liste ci-dessous peut servir de référence :

- thermomètre ;
- ciseaux, pince à épiler (pour les échardes et les dards) ;
- antiseptique ;
- pansements, sparadrap, compresses stériles ;
- paracétamol ;
- médicament contre le mal des transports ;

- sachets de réhydratation (pour les cas de déshydratation et/ou de diarrhée) ;
- antihistaminique (contre les allergies), pommade anti-allergique ;
- collyre et/ou sérum physiologique (en unidoses) ;
- un tube de granules homéopathiques d'Arnica montana en 9 CH (contre les chocs) ;
- un tube de crème à l'arnica (à ne pas utiliser au-dessous de 1 an) ;
- pommade antimoustiques, produit répulsif pour les insectes ;
- pommade antimycosique ;
- pommade pour calmer les démangeaisons (piqûres d'insectes) ;
- Aspivenin ;
- crème solaire d'indice élevé (supérieur à 20), stick protecteur pour les lèvres, tube de crème de type Biafine (contre les coups de soleil).

› Cette trousse peut être placée dans une valise rangée dans le coffre de la voiture ou dans le filet à bagages, à condition que vous puissiez l'atteindre rapidement. Dans un sac à portée immédiate de la main, un brumisateur (en cas de grosse chaleur), des mouchoirs en papier, des lingettes nettoyantes et une bouteille d'eau seront probablement utiles à un moment ou à un autre.

› Ne pas oublier les médicaments d'un éventuel traitement en cours ainsi que les ordonnances correspondantes (en cas de renouvellement ou de perte des médicaments).

› Les formes solides (comprimés, gélules…) sont préférables aux liquides, qui risquent de se répandre dans les bagages et qui sont plus facilement contaminés une fois le flacon débouché. Prudence, aussi, avec les suppositoires car ils craignent la chaleur.

› Emporter également le carnet de santé et de vaccination (voir p. 25).

Le 112 est le numéro d'urgence valable dans toute l'Union européenne. Il concerne aussi bien la police et les pompiers que les urgences médicales.

important

Ce que doit contenir l'armoire à pharmacie

› Médicaments pour tous les âges :

- un flacon d'alcool à 70°, un flacon d'eau oxygénée à 10 volumes ;
- un antiseptique ;
- des compresses accélérant la coagulation (Coalgan, pour les saignements de nez) ;
- de l'arnica ;
- une crème contre les ecchymoses ;
- une crème contre les démangeaisons ;
- une crème contre les brûlures ;
- un gel contre les piqûres d'insectes ;
- un antidiarrhéique ;
- un flacon d'antitussif ;
- un flacon de gouttes nasales ;
- un médicament contre les états grippaux.

› Et aussi :

- un thermomètre médical (si possible un modèle électronique ; précis et fiable) ;
- une paire de ciseaux à bouts ronds ;
- une pince à épiler ;
- des épingles de nourrice ;
- du coton hydrophile ;
- du sparadrap, des pansements de toutes tailles ;
- des compresses stériles en pochettes individuelles ;
- du tulle gras ;
- des mouchoirs jetables.

- Sur le rayon des petits :
  - de l'aspirine et du paracétamol (dosés pour les enfants) ;
  - de l'alcool modifié à 60° ;
  - un antiseptique non alcoolisé (en spray, d'usage facile) ;
  - du sérum physiologique (pour les yeux et le nez) ;
  - un collyre (en doses individuelles) ;
  - du sirop contre les toux grasses ;
  - des suppositoires contre les toux sèches ;
  - une crème à l'arnica (contre les bosses) ;
  - une crème contre les rougeurs des fesses ;
  - de l'éosine en unidoses ;
  - des sachets de réhydratation ;
  - un antivomitif en suppositoires ou en gouttes (sur ordonnance).
- Les vaccins (certaines préparations et certains suppositoires sont à conserver dans le réfrigérateur, à l'abri, dans une boîte bien signalée).
- Une liste de quelques numéros de téléphone :
  - Samu : 15 ou 112 (portable) ;
  - Pompiers : 18 ;
  - SOS Médecins : 0820 33 24 24 ;
  - centre antipoison (voir p. 152) ;
  - centre hospitalier le plus proche du domicile ;
  - pédiatre qui suit l'enfant ;
  - le(s) numéro(s) de portable des parents (pour les baby-sitters).
- Le carnet de santé.

L'acupuncture

L'acupuncture est une technique millénaire venue de Chine. Malgré le scepticisme de nombreux médecins occidentaux, elle est très répandue en Europe et a d'ailleurs sa place dans la plupart des centres antidouleur.

Pour la libre circulation *de l'énergie*

L'énergie vitale (ou *qi*) circule dans l'organisme selon des parcours invisibles, les méridiens. Lorsque l'énergie se bloque, il en résulte des troubles ou des pathologies. Pour soigner ceux-ci, il suffit donc de rétablir la circulation de l'énergie en stimulant les méridiens à l'aide de très fines aiguilles que l'on pique en des points bien définis.

Douleur, *stress et fatigue*

L'acupuncture ne permet pas de traiter les lésions organiques, et ne doit pas se substituer à l'allopathie. En revanche, elle peut beaucoup pour soulager la douleur. Les aiguilles qui viennent stimuler les méridiens favorisent la fabrication d'endorphines, substances fabriquées par le corps et qui agissent comme la morphine.

- Pour les mêmes raisons, elle est souvent un recours efficace contre l'anxiété, le stress, l'angoisse et les troubles du sommeil.
- Cette thérapeutique peut également aider à renforcer les défenses immunitaires et traiter certains troubles fonctionnels : allergies (asthme, eczéma…), désordres digestifs (constipation, gastro-entérite, nausées…), infections ORL à répétition (rhinite, pharyngite, sinusite…).
- Elle n'est pas incompatible avec la médecine traditionnelle.

À SAVOIR

À partir de quel âge peut-on soigner par l'acupuncture ?

- Il n'existe pas de contre-indications, et l'acupuncture ne présente aucun danger à partir du moment où les aiguilles sont à usage unique ou stérilisées après chaque utilisation. Elle est efficace à tout âge, et peut donc être appliquée à l'enfant.
- Encore faut-il que l'enfant accepte les piqûres, qui ne sont pas très douloureuses mais peuvent provoquer chez lui une très vive appréhension. De plus, rester immobile vingt minutes n'est pas à la portée de tout enfant !

L'ostéopathie

Le mal de dos justifie souvent la consultation d'un ostéopathe. Mais cette discipline a bien d'autres applications qui peuvent soutenir efficacement le traitement de diverses pathologies.

PETIT RAPPEL *historique*

C'est le médecin américain Andrew Still qui énonça en 1873 la loi fondamentale de l'ostéopathie : la structure gouverne la fonction.

Autrement dit, une mauvaise posture nuit au bon fonctionnement de l'organisme. Rétablir l'équilibre du squelette et des muscles doit donc permettre de soigner toutes sortes de pathologies.

Les études scientifiques menées en Europe ont amplement démontré l'efficacité de l'ostéopathie, reconnue par la médecine traditionnelle comme un complément utile.

Elle fait appel à des techniques de manipulation des articulations et des muscles pour corriger les déformations du squelette, réaligner la colonne vertébrale, détendre les muscles et soulager la douleur.

DANS QUEL DOMAINE *est-elle la plus performante ?*

Les douleurs dorsales sont évidemment ses premières cibles.

Mais les manipulations de l'ostéopathe permettent également d'atténuer les conséquences du stress, et donc d'améliorer la capacité respiratoire et de réguler le système nerveux.

Les praticiens affirment qu'elles favorisent également le renforcement du système immunitaire. Nombre d'asthmatiques voient leur état s'améliorer à la suite de manipulations bien conduites.

QUEL BIENFAIT *les enfants peuvent-ils en tirer ?*

- Chez les nourrissons, le crâne n'est pas complètement ossifié. Des ajustements peuvent permettre d'éliminer des problèmes dus à des compressions crâniennes qui se sont produites lors de la naissance.
- Avant 6 ans, le système osseux de l'enfant se solidifie progressivement. Des déformations acquises durant cette période de son existence seront difficiles à supprimer par la suite (scoliose…), il vaut donc mieux les corriger sans attendre.

La phytothérapie, ou comment guérir par les plantes

Certains végétaux possèdent de réelles propriétés curatives, mais leurs effets sont plus notables dans les cas chroniques que pour les maladies aiguës. On les utilise notamment dans des cas de légère anxiété ou de nervosité, ou encore pour renforcer les défenses de l'organisme contre les infections.

Modes *de préparation*

La ou les parties des plantes utilisées ne sont pas les mêmes pour toutes les plantes (feuilles, fleurs, racines, bourgeons...), et la façon de les préparer a son importance.

- Pour une infusion, on place les feuilles, fleurs ou racines dans une tasse ou un bol puis on verse de l'eau bouillante. On laisse reposer un certain temps (au moins dix minutes et jusqu'à une demi-heure), puis on tamise le liquide avant de le boire.
- La décoction se prépare en plaçant la plante dans une casserole dans laquelle on verse ensuite de l'eau. On porte le tout à ébullition et on laisse frémir entre vingt et trente minutes. On tamise et on laisse refroidir le liquide.
- La macération consiste à laisser séjourner les feuilles, fleurs ou racines dans de l'eau froide.
- Les teintures sont des extraits préparés à l'aide d'alcool.
- Dans l'infusion et dans la décoction, certains principes actifs sont détruits. Ceux qui sont extraits par la macération sont mieux préservés, mais certains restent dans la plante. D'une manière générale, les racines se préparent en décoction, les feuilles et fleurs en infusion. Mais chaque plante est un cas particulier, mieux vaut donc s'informer auprès d'un pharmacien sur le meilleur mode de préparation.

Moins de concentration *pour les petits*

- Pour une infusion destinée à un adulte, la dose à employer est généralement d'un centimètre cube (une cuillerée à café débordante) pour une tasse de deux décilitres, soit de 15 à 30 grammes pour un litre. La préparation est la même pour un enfant, mais on devra ensuite diluer le liquide obtenu (¾ d'eau et ¼ d'infusion pour un enfant au-dessous de 8-10 ans, moitié infusion et moitié eau pour un enfant plus grand).

› Le même poids convient généralement pour les plantes fraîches et pour les plantes sèches. Les plantes fraîches présentent l'inconvénient d'être plus volumineuses, mais elles sont plus riches en principes actifs.

› Il est possible d'ajouter un peu de miel pour adoucir le goût de certaines infusions et décoctions.

QUELQUES TRAITEMENTS DE PHYTOTHÉRAPIE DE BASE*			
Problèmes	**Plantes**	**Problèmes**	**Plantes**
Aérophagie	› Angélique › Charbon végétal	Énurésie (pipi au lit)	› Éleuthérocoque › Escholtzia
Angine	› Houblon › Propolis	Fatigue	› Avoine
Anxiété	› Aubépine › Camomille allemande › Passiflore › Tilleul	Fièvre	› Mélisse › Sureau
Asthme	› Éphédra › Marrube blanc	Fatigue du foie	› Racine de pissenlit › Artichaut › Aubier de tilleul
Bronchite	› Eucalyptus › Propolis	Grippe	› Mélisse › Propolis › Saule blanc › Sureau
Coliques, ballonnements, gaz	› Fenouil	Insomnie	› Avoine › Cataire
Constipation	› Spaghul (sous contrôle médical) › Mauve	Indigestion	› Aubier de tilleul › Boldo › Camomille › Fenouil › Mélisse › Thym
Dents (percement douloureux)	› Camomille allemande	Toux	› Eucalyptus › Marrube blanc
Eczéma	› Bardane › Huile de bourrache		

*Ces indications succinctes ne sauraient remplacer la consultation d'un phytothérapeute.

L'homéopathie

L'homéopathie a été fondée par le Dr Samuel Hahnemann au tout début du XIXe siècle. Elle repose sur la loi de similitude : une substance qui en quantité importante provoquera certains symptômes chez une personne bien portante peut, à dose infinitésimale, guérir ces mêmes symptômes chez une personne malade. Un exemple : alors que le café perturbe le sommeil, Coffea, médicament homéopathique à base de café, combat l'insomnie. Il s'agit de soigner le mal par le mal !

De quoi se composent *les médicaments homéopathiques ?*

Ils sont fabriqués à partir de plus de 3000 plantes, minéraux ou substances animales. On les laisse macérer dans l'alcool, puis on tamise pour obtenir une teinture mère. Celle-ci est ensuite diluée à proportion de 1 pour 10 (concentration notée en DH, pour décimale hahnemannienne) ou de 1 pour 100 (qu'on note CH, pour centésimale hahnemannienne).

Les médicaments homéopathiques se présentent sous la forme de poudres, de teintures mères, de comprimés, de granules ou de doses-globules. Il faut les faire fondre lentement dans la bouche avant de les avaler. Pour les jeunes enfants, on peut écraser les granules ou dissoudre la poudre dans un peu d'eau qui sera donnée à la cuillère ou au biberon.

Peut-on tout soigner *par l'homéopathie ?*

Des connaissances de base peuvent vous permettre d'atténuer les symptômes des maux ponctuels et aigus en attendant de pouvoir consulter.

Les produits sont totalement inoffensifs et ne provoquent pas d'effets secondaires. Les contre-indications sont rares, mais mieux vaut s'en assurer auprès du médecin ou du pharmacien. On peut associer allopathie et homéopathie, les deux se complétant de façon bénéfique.

Quelques principes *à connaître*

- Les médicaments doivent être pris à distance des repas (au moins 20 minutes) et il faut éviter de les toucher.
- Le traitement est plus efficace si l'on supprime les excitants et les produits contenant de la menthe (bonbons, dentifrice…).

› On peut arrêter le traitement dès que l'enfant va mieux. Si son état ne s'améliore pas ou si les symptômes s'aggravent, le médicament choisi ne lui convient pas et il faut consulter.

QUELQUES TRAITEMENTS HOMÉOPATHIQUES DE BASE*		
Problèmes	**Remèdes homéopathiques**	**Posologies**
Acétone › pendant la crise › en traitement de fond	› Senna 4 CH › Phosphorus + lycopodium	› 5 granules toutes les heures › posologie à fixer avec le médecin
Aérophagie › enfant qui vomit après les éructations › enfant nerveux qui mange trop vite	› Asa fœtida 15 CH › Argentum nitricum, 9 CH	› 5 granules chaque matin › 5 granules chaque matin
Allergie (crise) (en attendant de consulter)	› Apis mellifica 15 CH + Poumon histamine 15 CH	› 5 granules de chaque 2 fois par jour
Bronchite (en attendant de consulter)	› Ferrum phosphoricum 9 CH › Antimonium tartaricum 9 CH + Ipeca 9 CH	› 5 granules matin et soir › 5 granules de chaque en alternance toutes les heures
Brûlure	› Apis mellifica 15 CH	› 5 granules toutes les 10 minutes pendant 1 heure
Cauchemars	› Stramonium 15 CH	› 5 granules au coucher pendant 5 jours
Choc, commotion	› Arnica montana – 15 CH – ou 7 ou 9 CH	› 1 dose à renouveler 4 heures après › 1 dose puis 3 granules toutes les heures

*Ces indications succinctes ne sauraient remplacer la consultation d'un homéopathe.

Problèmes	Remèdes homéopathiques	Posologies
Cris, pleurs, angoisse	› Aconitum napellus 30 CH + Sédatif PC	› 5 granules de chaque à renouveler après 10 minutes
Coliques du nourrisson	› Lycopodium 5 CH + Colocynthis 9 CH	› 5 granules matin et soir pendant 3 jours + 5 granules 2 fois par jour
Coup de soleil	› Apis mellifica 9 CH + Belladonna 9 CH	› 5 granules de chaque toutes les heures pendant 1 jour
Dents › lors de chaque poussée douloureuse chez le nourrisson	› Belladonna 9 CH + Arnica montana 9 CH › ou Chamomilla 15 CH	› 5 granules de chaque en alternance 4 fois par jour pendant 48 heures › plusieurs fois par jour
Fièvre aiguë	› Aconitum napellus 9 CH	› 5 granules toutes les 2 heures
Grippe (premiers symptômes)	› Oscillococcinum › ou L52	› 1 dose 3 fois par jour pendant 2 jours › 20 gouttes dans un peu d'eau 4 fois par jour
Indigestion à la suite d'excès	› Antimonium crudum 9 CH + Nux vomica 5 CH	› 5 granules de chaque toutes les 2 heures pendant 1 journée
Insolation (en attendant de consulter)	› Belladonna 9 CH	› 5 granules toutes les heures
Insomnies › difficulté à s'endormir, pleurs de fatigue le soir	› Phosphorus 9 CH	› 3 granules au coucher
Rhume › débutant avec fièvre › écoulements nasaux abondants, clairs et irritants + éternuements › rhinite épaisse, jaune	› Aconitum napellus 9 CH › Allium cepa 9 CH › Pulsatilla 9 CH	› 5 granules toutes les heures › 5 granules toutes les heures › 5 granules toutes les 2 heures
Saignement de nez	› China rubra 9 CH + Arnica montana 9 CH	› 5 granules de chaque en alternance toutes les 10 minutes jusqu'à amélioration

Le suivi médical : les médecins

Bien choisir son pédiatre est primordial. Le bébé le verra souvent pendant ses premiers mois d'existence, au moins pour les contrôles obligatoires. Il saura également vous guider vers un spécialiste en cas de nécessité.

BIEN CHOISIR *son pédiatre*

La solution la plus simple est de garder le pédiatre de la maternité où a eu lieu l'accouchement. Si le contact qui s'est déjà établi a été satisfaisant, pourquoi l'interrompre ? Ce n'est malheureusement pas toujours possible, notamment pour des raisons d'éloignement géographique, ou de surcharge de travail du pédiatre.

› Souvent des amis, un pharmacien ou un directeur de crèche peuvent recommander un pédiatre en qui ils ont confiance.

› Consultez les pages jaunes de l'annuaire et prenez rendez-vous avec un pédiatre dont le cabinet est proche du domicile. Une première visite permettra de prendre une décision. Cette visite peut d'ailleurs s'effectuer avant l'accouchement, ce qui évitera des hésitations et des choix hâtifs lorsque l'enfant sera né.

› Outre les compétences et la confiance, un autre élément peut entrer en ligne de compte : le fait qu'il se déplace ou non à domicile.

AVANT ET APRÈS **LA CONSULTATION**

Qu'il s'agisse de contrôler ou de résoudre un problème avéré, la visite sera d'autant plus fructueuse qu'elle aura été préparée.

› La seule façon de n'oublier aucun détail est d'établir une check-list des points à aborder.

› Le médecin aura besoin de savoir avec précision quand les symptômes sont apparus, s'ils ont évolué, comment se nourrit l'enfant…

› Lors de la consultation, il ne faut pas hésiter à poser des questions. Et si le pédiatre emploie des mots trop énigmatiques, demandez-lui de les traduire en langage simple.

› Il existe parfois plusieurs traitements possibles pour le même problème, et cela peut être discuté dans le cabinet. Mais ensuite, une fois la prescription établie, il est important de la suivre à la lettre (posologie, moments des prises, durée du traitement).

› Le pharmacien peut aussi compléter l'information sur le traitement.

Dans quel cas faut-il *consulter un spécialiste ?*

Au-dessous de 16 ans, les enfants ne sont pas concernés par la récente mesure qui préconise de prendre l'avis d'un généraliste avant de consulter un spécialiste. Le carnet de santé, tenu par le pédiatre ou par le médecin de famille, suffit à coordonner les soins.

Il est cependant préférable de demander l'avis du pédiatre ou du médecin de famille avant de se tourner vers un spécialiste (dermatologue, cardiologue, ORL, gastro-entérologue, allergologue, ophtalmologiste, neurologue, pneumologue, psychiatre…).

Les *urgences*

QUAND FAUT-IL **SE RENDRE AUX URGENCES ?**

Non seulement il n'est pas souhaitable d'encombrer un service généralement débordé, mais un séjour plus ou moins prolongé aux urgences risque de mettre l'enfant en contact avec des microbes. Conduire un enfant aux urgences pour un oui ou pour un non est donc à éviter. Certains symptômes, cependant, nécessitent une intervention très rapide :

- diarrhée que les traitements ne parviennent pas à enrayer ;
- crise d'asthme sévère ;
- bronchiolite mal tolérée (sommeil perturbé, refus d'alimentation, vomissements) ;
- détresse respiratoire quelle qu'en soit la cause ;
- convulsions fébriles persistant malgré les soins appropriés : appelez le SAMU ;
- méningite fulminante (fièvre élevée, chute de la tension artérielle, plaques rouges sur la peau) : appelez le SAMU.

QUAND LA VIE EST UNE QUESTION **DE MINUTES**

En cas d'urgence extrême (détresse respiratoire, intoxication…), une décision rapide s'impose et le temps du trajet jusqu'à l'hôpital peut être fatal.

- Lorsqu'un enfant a avalé un produit toxique, il faut immédiatement appeler un centre antipoisons. Les médecins répondent nuit et jour et les réponses à quelques questions leur permettront d'indiquer les mesures à prendre sur-le-champ.
- Certains SAMU sont dotés de SMUR pédiatriques (services mobiles d'urgence et de réanimation), équipés du matériel adapté pour intervenir rapidement à domicile.
- Il faut savoir aussi que les équipiers de la Croix-Rouge peuvent intervenir en urgences pédiatriques.

L'hospitalisation

Conduire un petit bout de chou à l'hôpital, même pour un séjour très court, ne se fait jamais de gaieté de cœur. Dans certaines affections, pourtant, l'hospitalisation est le meilleur moyen de réaliser dans des conditions optimales des examens parfois complexes, sous la surveillance régulière d'un personnel compétent.

Tout faire pour *rassurer l'enfant*

- Pour un enfant en bas âge, l'entrée à l'hôpital représente souvent la première séparation d'avec ses parents. Il est capital de lui expliquer aussi simplement que possible ce qui l'attend, de lui parler des personnes qui vont s'occuper de lui, ainsi que des autres enfants dont il va faire la connaissance. Inutile de le préparer trop longtemps à l'avance, quelques jours suffisent.
- Les services de pédiatrie des hôpitaux sont généralement organisés pour que les enfants puissent y trouver la sérénité qui les aidera à supporter ce séjour.
- Un certain nombre d'hôpitaux comportant un important service de pédiatrie offrent aux parents demeurant trop loin pour venir chaque jour la possibilité de loger dans des maisons ou des hôtels familiaux au cœur du centre hospitalier.
- Si ce n'est pas le cas (c'est rare à Paris, compte tenu du manque de locaux), la présence des parents auprès de l'enfant est largement admise. Si le petit malade a moins de 18 mois, l'idéal est évidemment qu'un des parents puisse dormir dans la chambre de son enfant.

Être heureux *à l'hôpital*

De nombreuses associations mettent tout en œuvre pour faciliter la vie des enfants hospitalisés (et de leurs parents) : accueil des familles, organisation de campagnes de sensibilisation, documents d'information pour les familles, organisation de spectacles et de jeux…

Apprendre *à l'hôpital*

Assurer la scolarisation d'un enfant malade ou hospitalisé n'est pas toujours simple, mais il est important qu'il garde le contact avec ce qui remplit une grande partie de sa vie lorsqu'il est en bonne santé.

L'ENSEIGNEMENT **À DISTANCE**

C'est l'une des solutions possibles. Le CNED (Centre national d'enseignement à distance) permet à l'enfant en long séjour de suivre le même programme que ses camarades.

L'ÉDUCATION **NATIONALE**

Dans certains départements, l'Éducation nationale détache un ou plusieurs enseignants pour l'éducation des enfants hospitalisés. L'enseignant élabore un programme de travail en concertation avec l'enfant et l'équipe soignante, enseignement qui peut être dispensé individuellement ou avec un petit groupe d'enfants de même niveau scolaire. En fin de séjour, l'enseignant informe l'établissement de l'enfant du travail qui a été effectué.

ASSOCIATIONS

Des associations proposent les services d'enseignants bénévoles pouvant prendre en charge le suivi scolaire des enfants hospitalisés, voire intervenir à domicile pour les enfants non hospitalisés ou en convalescence. L'École à l'hôpital est une des plus anciennes (1929), mais on peut également en trouver une liste sur le site de l'association Sparadrap (www.sparadrap.asso.fr).

La prévention *mémo*

Une bonne hygiène de vie aide à renforcer les **défenses immunitaires** de l'enfant.

L'AUTOMÉDICATION est fortement déconseillée.

Les vaccins sont généralement BIEN TOLÉRÉS par les enfants.

Le 112 est le numéro européen des **urgences** médicales, police et pompiers.

La vaccination renforce le système immunitaire. Vacciner les enfants est une nécessité.

Respecter le calendrier des vaccins est important pour la santé de l'enfant.

NE PAS LAISSER LES MÉDICAMENTS À LA PORTÉE DES ENFANTS.

les symptômes

2

Le bébé

Lorsque le bébé naît, les parents se retrouvent face à un monde qui leur est totalement inconnu. L'angoisse et la peur succèdent à l'émerveillement. Pourquoi bébé pleure-t-il sans cesse ? Que signifient ces vomissements ? Tous les symptômes sont décrits ici afin de vous rassurer et de vous conseiller sur les actes à accomplir.

Appétit *(manque d')*

LES **SYMPTÔMES**

› Presque tous les parents y ont droit un jour ou l'autre : tétées qui s'éternisent, biberons impossibles à terminer, refus des aliments inconnus. Ces problèmes créent chez certains une angoisse qui fait appréhender l'heure du repas. Le bébé, qui perçoit ce malaise, a encore moins d'appétit, et l'on risque ainsi d'être entraîné dans un cercle vicieux.

› Attention à ne pas confondre manque d'appétit et petit appétit. Tous les nourrissons n'ont pas les mêmes besoins. Les garçons mangent généralement plus que les filles, et le même bébé peut avoir un appétit variable au cours d'une journée ou d'une semaine. Généralement, s'il est en bonne santé, l'équilibre se fera de lui-même.

› En particulier, il est fréquent que les bébés nés à terme mais pesant moins de 2,5 kg à la naissance aient un appétit d'oiseau. Plutôt que de les brusquer, mieux vaut les nourrir plus souvent en plus petites quantités. Ils devraient peu à peu rattraper les autres enfants de leur âge.

CE QU'ILS **SIGNIFIENT**

› Une diminution soudaine de l'appétit est souvent la conséquence provisoire d'un simple rhume ou d'une maladie infectieuse. Dans ce cas l'explication apparaîtra d'elle-même en présence des autres symptômes (fièvre, nez bouché, toux…). Pour les mêmes raisons, un manque d'appétit apparaissant en même temps qu'une diarrhée est facile à expliquer et ne devrait guère se prolonger.

› Si le problème persiste, on peut se poser la question d'un éventuel reflux gastro-œsophagien. Mais d'une manière générale ce phénomène n'affecte pas l'appétit du nourrisson.

› L'anorexie peut aussi provenir d'autres problèmes digestifs, telle l'intolérance au lait de vache, au sac-

les signes alarmants

Manque d'appétit

Si votre bébé refuse de s'alimenter sans cause organique ou infectieuse apparente (à voir avec le médecin), il faut rechercher une cause psychologique, dont pourraient témoigner aussi des troubles du comportement (sommeil difficile, colères violentes).

Appréciez le retentissement éventuel du manque d'appétit : il est légitime de s'inquiéter si le bébé maigrit ou si sa croissance est trop lente.

Un conseil majeur : ne jamais faire de forcing, quelle que soit la cause de l'anorexie.

charose, au gluten..., qui peuvent être traités par un régime approprié.

- Le manque d'appétit peut avoir une cause psychologique, la pression des parents sur leur enfant aboutissant à l'effet inverse de celui qu'ils espèrent. L'important est alors que les parents brisent le cercle vicieux en comprenant que leur anxiété est injustifiée et en la maîtrisant.
- Il arrive qu'une relation perturbée avec sa mère, qu'elle soit réellement mauvaise ou simplement mal perçue, déclenche chez le bébé un refus systématique de donner satisfaction à cette dernière. Refuser de se nourrir est en effet le seul moyen à sa portée pour exprimer son insatisfaction.

Il est alors nécessaire de demander conseil au pédiatre qui assurera un rôle d'écoute ou qui recommandera éventuellement à la mère de se tourner vers un psychiatre.

Coliques

LES **SYMPTÔMES**

- Les coliques se traduisent chez le nourrisson par des contractions abdominales douloureuses qui déclenchent pleurs, agitation et flatulences (rots et pets). Les pleurs sont souvent difficiles à calmer. Le bébé devient écarlate et se tortille dans tous les sens, ses poings se serrent et ses jambes se replient sur son ventre puis se détendent. Il arrive qu'il vomisse.
- Les coliques surviennent souvent en fin d'après-midi ou en début de soirée, et peuvent durer jusqu'à trois heures.
- Ces douleurs précèdent l'émission des selles, mais peuvent également se produire à un tout autre moment.

CE QU'ILS **SIGNIFIENT**

Les coliques, qui se traduisent surtout par des accès de pleurs plus ou moins faciles à consoler, à prédominance vespérale (« entre chien et loup »), sont souvent mises sur le compte de problèmes digestifs en lien avec une immaturité du système digestif au cours du premier trimestre de vie. En réalité l'origine digestive de ces pleurs n'est pas toujours établie.

› Les coliques se déclenchent parfois lorsque le bébé a pris une trop grande quantité de lait ou s'il l'a avalé précipitamment.

› Il arrive aussi que des bébés très sensibles voient leur digestion perturbée par un climat affectif tendu.

› Certains enfants ont une intolérance au lactose, qui provoque une accumulation douloureuse de gaz.

› D'autres présentent une allergie aux protéines du lait de vache qui peut occasionner des manifestations douloureuses.

› Ces coliques n'ont aucun caractère de gravité. Elles touchent un très grand nombre de nourrissons dès les premières semaines. Elles sont récurrentes pendant quatre à six semaines, voire davantage, mais en principe pas au-delà de trois mois.

COMMENT CALMER **LES COLIQUES ?**

› Il peut suffire de très peu de chose pour apaiser un bébé qui souffre de coliques : on peut le prendre dans ses bras et le bercer, lui masser doucement le ventre ou l'envelopper dans une couverture bien chaude... Avant tout, rester calme, ne pas le secouer, favoriser le repos dans un endroit tranquille.

› Une bouillotte tiède posée sur son ventre a aussi des vertus apaisantes.

› La meilleure position anticolique : le bébé à plat ventre sur l'avant-bras de l'adulte qui le tient, sa tête dans le creux du coude, la main de l'adulte tenant les jambes du petit.

› Parmi les nombreux laits pour nourrissons, les laits acidifiés ont quelques vertus pour calmer les coliques en réduisant notamment les problèmes liés à la fermentation.

CONJONCTIVITE

Voir YEUX (infection des).

CONSTIPATION

LES **SYMPTÔMES**

› Les selles du nourrisson sont dures, sèches, parfois pâles et peu fréquentes (moins d'une émission de selles par jour ou moins de trois par semaine). L'émission est difficile, voire douloureuse.

› Même pour un bébé nourri au sein, présentant le plus souvent des selles liquides et fréquentes, une ou deux émissions de selles dans la

es signes alarmants

Constipation
- Le bébé souffre.
- Son ventre est dur.

semaine n'ont rien d'inquiétant, car le lait maternel est beaucoup mieux métabolisé que les autres laits : il y a donc très peu de déchets. Mais dans ce cas il faut aussi vérifier que cette raréfaction des selles ne correspond pas à un allaitement maternel insuffisant, et peser votre bébé.

QUE **FAIRE ?**

- Le suppositoire à la glycérine, en lubrifiant les parois du rectum, facilite le passage des selles. On peut en mettre un une fois par jour.
- Si l'âge du bébé le permet, les fibres végétales intégrées au biberon (une cuillerée a café de petit pot de légumes) ont un effet laxatif.
- Pour les mêmes raisons, un peu de jus d'orange avant le premier biberon stimule les intestins paresseux, en l'absence de reflux gastro-œsophagien.
- En préparant certains biberons avec une eau riche en magnésium (Hépar), on facilitera les contractions de l'intestin.
- Il ne faut jamais utiliser un thermomètre pour déclencher l'évacuation ; cela peut blesser l'anus du bébé.

CONVULSIONS *fébriles*

Voir FIÈVRE.

DÉSHYDRATATION

Voir aussi DIARRHÉE.

LES SYMPTÔMES **POSSIBLES**

- Le bébé n'a pas uriné depuis plus de huit heures.
- Sa bouche et ses lèvres sont sèches et craquelées.
- Sa peau au niveau du ventre garde le pli qu'on lui imprime.
- Il a les yeux cernés.
- Il pleure sans larmes et/ou est léthargique.
- Il est assoiffé.
- Chez le nourrisson, on peut observer une dépression permanente de la fontanelle.

Ces signes peuvent apparaître lors d'une diarrhée abondante, surtout si, en plus, il vomit beaucoup. Ses vomissements contiennent éventuellement du sang.

CE QU'ILS **SIGNIFIENT**

Il a perdu beaucoup de liquide lors de vomissements, de diarrhées ou de fièvre ou à la suite d'un coup de chaleur. Parfois c'est au contraire par les urines que la perte d'eau est excessive (diabète, par exemple). Or les tissus d'un bébé contiennent une proportion d'eau beaucoup plus importante que ceux des adultes. La déperdition d'eau entraîne avec elle une déperdition de chlorure de sodium et de potassium et doit être rapidement stoppée. Une perte de 5 % par rapport au poids de départ est un signe d'alerte, une perte de 10 % un signe grave. Une perfusion de liquide doit être faite très rapidement car il y a un risque vital.

Diarrhée

Elle se définit comme une augmentation du débit des selles.

LES **SYMPTÔMES**

- La diarrhée se manifeste par des selles liquides plusieurs fois par jour.
- Mais des selles très molles et de vilain aspect, même si elles ne surviennent qu'une ou deux fois dans la journée, peuvent également constituer un symptôme de diarrhée et nécessitent une surveillance étroite.
- Attention à ne pas confondre la diarrhée avec la « fausse diarrhée », qui résulte d'une constipation chronique, dans laquelle les selles dures alternent avec des selles liquides.
- Par ailleurs, un nourrisson allaité au sein a souvent des selles jaunes, un peu grumeleuses et acides, très molles, voire liquides. C'est normal et il ne s'agit pas de diarrhée.

CE QU'ILS **SIGNIFIENT**

La diarrhée est fréquente chez les bébés (plus rare cependant chez les nourrissons nourris au sein). Elle peut être due à :

- une infection intestinale (gastro-entérite) ;
- une irritation du côlon ;
- une intolérance aux protéines du lait de vache ;
- la prise de certains médicaments.

Parfois on invoque une mauvaise digestion passagère ; il faut savoir en outre qu'une accélération du transit peut accompagner une poussée dentaire ;

- Chez le nourrisson, il est fréquent que la diarrhée soit due à une cause non digestive : infection ORL, pulmonaire, urinaire…

QUE FAUT-IL FAIRE QUAND **UN BÉBÉ A LA DIARRHÉE ?**

- Bien sûr, changer la couche aussi souvent que nécessaire pour que le bébé n'ait pas les fesses irritées.
- Masser doucement le ventre du bébé, car la diarrhée provoque souvent des douleurs abdominales.

es signes alarmants

Diarrhée

- Les selles liquides persistent. (Une diarrhée chronique – plus de deux semaines – peut être le symptôme d'une maladie cœliaque ou de mucoviscidose.)
- Les selles contiennent du sang, signe possible d'une infection bactérienne.
- Le bébé est fébrile ou apathique ; il perd du poids.
- Une déshydratation grave est impossible à enrayer à la maison. Elle nécessite une hospitalisation qui permettra de nourrir le bébé par perfusion. Des mesures d'urgence sont à prendre en présence des signes indiqués au paragraphe Déshydratation.

- Surtout il faut immédiatement exclure le lait de son alimentation. La première chose à lui donner est une solution de réhydratation orale (SRO), achetée en pharmacie, en respectant bien le mode d'emploi. Cette solution doit être administrée fréquemment à l'enfant, en très petites quantités et encore plus souvent s'il vomit.

À défaut (comme le faisaient nos grands-mères), on peut donner au bébé l'eau de cuisson de riz, de la soupe aux carottes ou des biberons de petit pot de purée de carottes diluée dans de l'eau minérale.

S'il mange des fruits, on peut lui donner une banane bien mûre qu'on aura pochée (c'est-à-dire trempée avec sa peau dans l'eau bouillante pendant quelques minutes) et écrasée, ou bien de la compote de pommes et de coings.

- Le lait ne sera réintroduit dans l'alimentation que très progressivement à partir du deuxième jour, en commençant de préférence par un lait sans lactose si la diarrhée a été sévère. On peut par exemple ajouter un peu de lait en poudre dans une purée de carottes diluée dans de l'eau minérale, et augmenter la dose peu à peu.

COMMENT PRÉVENIR **LA DÉSHYDRATATION ?**

La déshydratation est l'une des premières causes de décès chez le nourrisson. En présence de symptômes inquiétants, elle doit être traitée au plus vite car elle s'aggrave très rapidement.

Ne pas donner à boire d'eau pure en cas de diarrhée, mais plutôt une solution SRO.

DOIGTS *blancs*

LE **SYMPTÔME**

Le bébé a le bout des doigts blancs comme quelqu'un qui a très froid.

CE QUE CELA **SIGNIFIE**

› Cela peut être dû à des troubles circulatoires bénins et passagers.

› Peut-être le bébé a-t-il une carence en fer.

› Parlez-en au pédiatre.

ÉTERNUEMENTS

Voir NEZ QUI COULE et TOUX.

FIÈVRE

LE **SYMPTÔME**

› Poser la main sur le front du bébé ne permet pas d'évaluer sa température, car la sensation peut varier selon qu'on a la main froide ou chaude.

› Certains nourrissons ont une température plus élevée que la normale, oscillant aux alentours de 37,5 °C au lieu de 37 °C (en général entre 36,8 °C et 37,3 °C). Le cas n'est pas très fréquent, mais le savoir évitera de s'inquiéter inutilement.

› On peut parler de fièvre lorsque la température rectale monte à 38 °C et au-delà. À 39,5 °C, elle est considérée comme élevée, surtout si le bébé a moins de 3 mois.

› Il faut être particulièrement attentif si elle s'accompagne de frissons, de sueurs et d'asthénie (fatigue).

CE QU'IL PEUT **TRADUIRE**

› La fièvre n'est pas une maladie, mais le signe d'une probable maladie. Elle traduit la présence d'un agent infectieux (bactérie ou virus), contre lequel l'organisme se défend.

› La poussée des dents peut provoquer une hausse de température, généralement inférieure à 38 °C.

› Ce qu'on appelle traditionnellement « coup de chaleur » peut faire monter très vite la température d'un nourrisson trop couvert ou exposé à

À SAVOIR

Quel thermomètre utiliser ?

› Les thermomètres à mercure ne sont plus utilisés en raison de la toxicité du mercure, qui serait nocif si le thermomètre se brisait.

› Les thermomètres frontaux à cristaux liquides, d'une fiabilité très incertaine, ne sont pas recommandés.

› Les thermomètres à alcool et les thermomètres électroniques permettent la prise de température orale (par la bouche), rectale (par le rectum) ou auriculaire

les signes alarmants

Fièvre

› Une fièvre dépassant 38 °C chez un nourrisson de moins de 3 mois peut être le signe d'une maladie sérieuse. Par ailleurs, elle peut parfois déclencher des convulsions, aussi faut-il la combattre énergiquement et sans tarder.

› Une fièvre élevée peut rester isolée ou s'accompagner de toux, de diarrhée, de pleurs douloureux. Le bébé est probablement en train de développer une maladie qui doit être diagnostiquée et prise en main par le pédiatre.

› Consulter de toute urgence si les signes suivants apparaissent, ensemble ou séparément :

- teint grisâtre ;
- difficulté pour réveiller le bébé ou pour le faire réagir ;
- difficulté qu'il éprouve à respirer ;
- petits points violacés sur la peau ;
- tremblements et secousses ;
- couche sèche depuis huit heures.

une très forte chaleur, car son organisme ne régule pas encore correctement sa température interne.

› Une légère fièvre peut traîner pendant quelques jours, voire jusqu'à cinq ou six semaines, après une maladie infectieuse. La plupart du temps, elle trouble peu le bébé et elle finira par tomber d'elle-même.

› Bien souvent, l'apparition de la fièvre précède de quelques heures les premiers symptômes de la maladie. Il y a des chances pour que celle-ci soit bénigne et se soigne sans difficulté. Il n'y a donc aucune raison *a priori* de s'affoler trop tôt. Les bébés

(par l'oreille). On peut aussi prendre la température sous l'aisselle, il faut alors ajouter un demi-degré pour obtenir la température centrale.

› La température rectale est la plus exacte. Quant au thermomètre pour prise orale, mieux vaut ne pas l'utiliser chez un enfant de moins de 4 ans, car il est difficile d'expliquer à un enfant de cet âge qu'il ne doit pas mordre le thermomètre !

Symptômes liés à la fièvre	Causes possibles	Que faire ?
Fièvre après exposition au soleil ou après un séjour dans une pièce très chauffée	› Coup de chaleur	› Appeler le médecin si les mesures prises sont inefficaces
Fièvre + vomissements + mal au ventre	› Gastro-entérite, invagination intestinale aiguës	› Consulter
Fièvre + nez qui coule + toux	› Refroidissement › Rhume › Grippe (hiver)	› Soulager la toux. › Faire baisser la température. › Appeler le médecin en l'absence d'amélioration dans les 24 heures
Fièvre + mal à la gorge	› Angine	› Consulter
Fièvre + courbatures + mal à la tête + éventuellement toux et mal à la gorge	› Grippe (hiver)	› Consulter si la fièvre est élevée
Fièvre + toux sèche + respiration sifflante	› Bronchite asthmatiforme › Bronchiolite	› Consulter rapidement › En attendant l'arrivée du médecin, aider l'enfant à respirer (voir partie 3)
Forte fièvre + toux + respiration rapide	› Pneumonie	› Appeler le médecin immédiatement › En attendant son arrivée, aider le bébé à respirer (voir partie 3) et soulager la toux
Fièvre + soif intense + le bébé n'urine plus + bouche et lèvres sèches + yeux cernés + léthargie + vomissements	› Déshydratation	› Donner une solution de réhydratation (SRO) en attendant le médecin appelé d'urgence

Symptômes liés à la fièvre	Causes possibles	Que faire ?
Fièvre + gonflement sous les oreilles et de chaque côté des mâchoires	› Oreillons	› Consulter
Fièvre + toux + éruption cutanée	› Rougeole (entre autres)	› Faire baisser la température › Appeler le médecin
Fièvre + nuque raide + vomissements + souffrance à la lumière	› Méningite	› Appeler le médecin en urgence, ou conduire le bébé à l'hôpital › Si en plus plaques rouges qui ne disparaissent pas à la pression : urgence extrême faire le 15 ou le 112 (portable)
Fièvre + zones décolorées et douloureuses dans la bouche et sur la langue	› Gingivo-stomatite	› Consulter
Fièvre + douleur continue à une ou plusieurs dents	› Abcès dentaire	› Consulter d'urgence un dentiste
Fièvre + douleurs articulaires	› Infection articulaire › Polyarthrite	› Consulter rapidement
Fièvre + crampes et/ ou courbatures + zone rouge sur un membre	› Infection osseuse	› Consulter d'urgence

supportent des températures qui mettraient un adulte à plat.

COMMENT FAIRE **DESCENDRE LA TEMPÉRATURE ?**

Si elle ne dépasse pas 38 °C et si l'enfant n'est pas incommodé, attendre l'arrivée du médecin en s'assurant toutes les deux heures environ qu'elle est stationnaire. Si elle dépasse 38 °C, il faut la faire baisser.

- Il ne faut pas trop couvrir un bébé fiévreux. Il faut au contraire lui retirer brassière et couvertures, et ne lui laisser qu'un petit vêtement de coton, sans pour autant le dénuder.
- Il faut veiller à ce qu'il ne fasse pas trop chaud dans sa chambre (19 °C). Au besoin, on peut faire tourner un ventilateur près du berceau.
- Si la température du bébé est très élevée, on peut l'envelopper dans un linge fin qui a été trempé dans l'eau froide et bien essoré. Un bain d'au moins un quart d'heure dans une eau à une température légèrement inférieure à la sienne (2 °C par rapport à sa fièvre) l'apaisera et fera descendre la température.
- Si le bébé ne souffre pas de diarrhée, lui faire boire de l'eau, du jus de fruits dilué dans de l'eau, un léger bouillon de légumes ou encore du lait, s'il ne le refuse pas.
- À part ces mesures de bon sens, l'administration de médicaments antithermiques reste la méthode la plus efficace pour faire baisser la fièvre. Aspirine : 15 mg par kg de poids de l'enfant toutes les 6 heures ; *idem* pour le paracétamol (tout aussi efficace contre la fièvre mais sans effet anti-inflammatoire) : 15 mg par kg et par prise, toutes les 6 heures.
- Faire baisser la fièvre est très important car elle pourrait déclencher des convulsions fébriles.

QUE FAIRE QUAND UN BÉBÉ A DES **CONVULSIONS FÉBRILES ?**

Une température trop élevée perturbe le fonctionnement du cerveau.

À SAVOIR

Comment prendre la température d'un bébé ?

- Il faut éviter de couvrir trop chaudement le bébé avant la prise de température et de lui donner une boisson chaude juste avant.
- Ne jamais le laisser seul pendant l'opération.
- Sous l'aisselle (bien sèche), le thermomètre indique la température après environ trois minutes.
- Pour la prise de température dans la bouche, on place le bout du thermomètre

C'est cela qui déclenche les convulsions (ou crises convulsives) : le bébé a le regard fixe, les yeux révulsés et est secoué de spasmes musculaires. Ce phénomène est toujours impressionnant pour des parents, mais il n'est pas toujours grave, sauf si la crise dépasse 10 minutes.

› Il faut alors installer le bébé sur le côté, écarter les vêtements pour qu'il puisse bien respirer, faire baisser la température et, pour les parents plus expérimentés, administrer un petit lavement de diazépam (anticonvulsivant) qui permet d'arrêter la crise mais ne fait pas baisser la fièvre. Il ne dispense pas des antipyrétiques.

› Il faut respecter scrupuleusement l'ordonnance d'anticonvulsivant donnée par le pédiatre (si le bébé a déjà connu ce problème). Il est en effet préférable de s'assurer auprès de ce dernier qu'il s'agit bien de convulsions thermiques et non d'une autre maladie pouvant déclencher des convulsions (épilepsie…).

Léthargie

LES **SYMPTÔMES**

Le regard dans le vide, le bébé est mou et difficile à réveiller. Il refuse de sourire ou de jouer et ne répond pas quand on lui parle.

CE QU'ILS **SIGNIFIENT**

La léthargie peut se manifester lors d'une forte fièvre et de certains troubles ou de maladies aiguës présentant des degrés de gravité très divers (hypoglycémie, grippe, rougeole, méningite, déshydratation, etc.).

› Mais attention de ne pas s'alarmer à tort, car un enfant malade peut avoir des moments d'apathie, que l'inquiétude pourrait faire confondre avec la léthargie.

Nez *qui coule*

CE QUE CELA **SIGNIFIE**

› Dans la plupart des cas, un nez qui coule est synonyme de petit rhume.

sous la langue et on le laisse environ deux minutes.

› L'embout du thermomètre pour la prise rectale est plus gros que celui du thermomètre pour la prise orale. Il est préférable d'enduire le bout de vaseline. On l'enfonce de 1 à 1,3 centimètre au maximum, et on attend environ deux minutes.

› Après opération, laver le thermomètre avec soin à l'eau savonneuse.

les signes alarmants

Nez qui coule

Un nez qui coule peut indiquer la présence d'une infection sérieuse :

- si le bébé éprouve des difficultés à respirer ;
- s'il ne mange plus ou vomit ce qu'il mange ;
- s'il a beaucoup de fièvre (au moins 38,5 °C).

Il faut alors consulter très vite ou conduire le bébé au service des urgences.

Il s'accompagne généralement d'éternuements, d'un mal à la gorge et de toux. Si les écoulements sont transparents et liquides, le rhume est en principe banal et sans gravité. Avec des écoulements épais et/ou jaunâtres, l'infection est un peu plus sérieuse (rhino-pharyngite).

- Le symptôme est plus ennuyeux lorsque le bébé a du mal à respirer, est agité, boit difficilement ses biberons et a une toux sèche. On peut alors soupçonner une bronchiolite.
- Le nez peut couler en l'absence de tout microbe ou virus. Cet écoulement est alors la réaction excessive du système immunitaire à ce qu'il prend pour une agression : c'est le propre du phénomène allergique. La rhinite allergique, communément appelée rhume des foins, se déclenche de préférence au printemps et en été, lors de l'apparition de certains pollens. Mais bébés comme adultes peuvent réagir à toutes sortes d'éléments allergisants : poussière de maison, acariens, cafards, animal domestique (surtout s'il a des poils), aliments… L'écoulement nasal s'accompagne alors généralement d'éternuements en salves et de larmoiement, parfois aussi de démangeaisons du nez et de la gorge.
- Une autre manifestation allergique, l'asthme, peut également déclencher un écoulement nasal à l'approche d'une crise. Celui-ci s'accompagne alors de toux, d'une fatigue, de larmoiements, tandis que des cernes peuvent apparaître sous les yeux et que le visage devient très pâle.

QUE FAIRE QUAND UN BÉBÉ A LE **NEZ QUI COULE ?**

- Il faut bien entendu soulager le bébé en le mouchant (voir encadré p. 64).
- Si l'écoulement est épais, on peut le fluidifier à l'aide de sérum physiologique (en unidoses pour éviter la contamination du flacon) ou d'une solution saline se présentant sous forme de gouttes ou de vaporisateur. Elle est

Symptômes liés au nez qui coule	Causes possibles	Que faire ?
Nez qui coule (fluide) + fièvre + toux	Refroidissement Rhume Grippe	Soulager la toux et faire baisser la température Appeler le médecin en l'absence d'amélioration dans les 24 heures ; immédiatement si la respiration est difficile
Nez qui coule (épais et/ou jaunâtre) + fièvre + toux	Rhinopharyngite	Soulager la toux et faire baisser la température Appeler le médecin en l'absence d'amélioration dans les 24 heures
Fièvre + nez qui coule + toux	Refroidissement Rhume Grippe	Soulager la toux et faire baisser la température Appeler le médecin en l'absence d'amélioration dans les 24 heures
Nez qui coule + petite toux sèche + difficulté à respirer, respiration bruyante	Bronchiolite Asthme	Consulter rapidement. En attendant l'arrivée du médecin, aider l'enfant à respirer (voir partie 3)
Nez coulant en permanence + toux + le bébé semble souffrir des oreilles	Inflammation des amygdales	Soulager la douleur aux oreilles Consulter
Nez qui coule, sans fièvre ni infection apparente (+ toux, éventuellement)	Rhinite allergique	Consulter
Nez qui coule + toux + respiration rapide	Pneumonie	Appeler le médecin immédiatement

généralement à base d'eau de mer stérilisée, riche en oligo-éléments et modérément saline. Elle permet le mouchage sans douleur et peut aussi être utilisée pour humidifier la muqueuse nasale dans une pièce dont l'atmosphère est trop sèche.

› Même en dehors de tout rhume, de petits lavages du nez avec du sérum physiologique ou de l'eau de mer stérilisée constituent un excellent moyen de prévention. On met l'enfant sur le côté, comme pour le moucher. Une fois l'embout nasal de la solution de lavage introduit dans la narine qui se trouve le plus haut, il suffit d'appuyer brièvement sur le flacon une fois ou deux. Le liquide pénètre dans la narine et ressort par la narine inférieure. On renouvelle l'opération autant de fois qu'il le faut pour administrer la dose indiquée (entre 2,5 ml et 5 ml par narine). Puis on redresse le bébé et on lui essuie le nez. Il ne faut pas procéder au lavage lorsqu'il a la tête tendue vers l'arrière, car le liquide risquerait de couler dans la gorge.

› Surveiller la température (voir FIÈVRE), car il est préférable d'appeler le médecin en cas de rhino-pharyngite.

› N.B. Il faut faire ces lavages avant les repas : cela évitera de le faire vomir, et il respirera mieux pour prendre ses biberons.

PEUT-ON PRÉVENIR **LES RHUMES ?**

Les virus du rhume se transmettent par voie aérienne (éternuements et toux) et par contact direct (mains portées à la bouche) ou indirect (par l'intermédiaire d'un objet, le virus pouvant survivre pendant un certain temps sur des surfaces inanimées).

› C'est pourquoi il faut se laver souvent les mains à l'eau et au savon lorsqu'on s'occupe d'un bébé, il faut utiliser des mouchoirs en papier qu'on jette après usage et mettre la main devant son nez lorsqu'on éternue.

› Lorsqu'un membre de la famille est enrhumé, maintenir sa serviette de

À SAVOIR

Comment moucher bébé ?

› On allonge le bébé sur le dos en lui surélevant légèrement la tête, puis on tourne sa tête sur le côté et on la maintient pour éviter tout mouvement brusque.

› On introduit alors une poire nasale en caoutchouc dans une narine pour aspirer le liquide qui l'encombre.

› On peut également utiliser un mouche-nez acheté en pharmacie. On introduit délicatement l'embout dans une narine et on aspire avec l'autre embout ou on

toilette à l'écart des autres.

› On recommande la vitamine C comme préventif contre le rhume, mais les études effectuées n'ont pas démontré sa réelle efficacité.

› Nettoyer fréquemment les narines du bébé avec du sérum physiologique et le moucher dès que ses narines sont encombrées.

Nuque *raide*

LES **SYMPTÔMES**

› Le bébé reste raide lorsqu'on essaie de fléchir sa nuque vers l'avant alors qu'il est couché sur le dos.

› S'il est assis et qu'on pose un objet sur son ventre, il n'arrive pas à baisser la tête pour le regarder.

CE QU'ILS **SIGNIFIENT**

Cela peut être un symptôme de méningite. La présence d'autres symptômes typiques de cette maladie doit amener à consulter en extrême urgence : fièvre, vomissements, gémissements et pleurs, zones rouges sur la peau (qui ne disparaissent pas lorsqu'on appuie dessus), difficulté à respirer alors que le bébé n'a pas le nez bouché, convulsions, crainte de la lumière, mictions fréquentes...

Peau *(problèmes de)*

Tous les bébés n'ont pas une peau de velours, ou du moins ne l'ont-ils pas en permanence. Leur peau fine (et donc fragile) peut souffrir de toutes sortes de petits maux (voir tableau p. 66-67).

Pour les maladies éruptives, on se reportera aussi à la rubrique Peau (problèmes de) de la partie consacrée aux enfants (p. 102).

POURQUOI LA PEAU DU BÉBÉ **EST-ELLE FRAGILE ?**

› La peau du nouveau-né a une tendance grasse par l'influence des hormones maternelles (acné). Mais cette caractéristique disparaît très

actionne la poire. Une fois l'opération terminée pour une narine, on tourne le bébé de l'autre côté pour procéder de la même façon avec l'autre narine.

› Qu'on utilise un mouche-nez ou une poire nasale, il faut recommencer l'opération autant de fois que nécessaire pour que les voies nasales soient bien dégagées. Bien entendu, l'appareil doit être nettoyé avec soin après chaque utilisation, et l'embout doit être stérilisé fréquemment, à chaud ou à froid.

Manifestations cutanées	Zones touchées	Causes possible
› Boutons blancs	› Visage	› Acné du bébé
› Rougeur aux contours nets, mais variables (souvent dès la naissance) › La rougeur disparaît à la pression puis se recolore instantanément	› N'importe où ; fréquemment sur la ligne médiane du front et sur les deux paupières supérieures	› Angiome plan (familièrement : tache de vin)
› Grosseur rouge violacée apparue à l'âge de quelques semaines	› N'importe où	› Angiome tubéreux
› Rougeurs, gonflements › Plaques de peau sèche › Démangeaisons parfois violentes › Éventuellement : plaques suintantes formant ensuite des croûtes › Éventuellement: fesses rouges à l'endroit des couches (en tissu), qui indiquent une allergie au détergent utilisé	› Visage › Poitrine › Articulations	› Eczéma (ou dermatite atopique)
› Fesses rouges et irritées	› Fesses (à l'endroit de la couche)	› Érythème fessie (ou dermite du siège)
› Boutons rouges qui se transforment en petites cloques translucides › Les cloques se transforment en pustules, qui éclatent, se dessèchent puis forment une croûte jaunâtre › Le bébé se gratte	› Visage surtout, notamment pourtour du nez et de la bouche › Mais aussi autres parties du corps (cuir chevelu, bras, jambes)	› Impétigo
› Fesses rouges › Éruption autour de l'anus puis sur les fesses et les cuisses en Y	› Zone fessière › Anus › Cuisses	› Mycose
› Plaques blanches ressemblant à des enduits crémeux	› Intérieur de la bouche et des joues › Sur la langue	› Muguet dans la bouche
› Plaques rouges et gonflées avec un centre plus clair, qui gonflent plus ou moins, disparaissent pour réapparaître ailleurs… › Ou œdème des lèvres et des paupières › Démangeaisons violentes › L'ensemble des symptômes ressemble à ceux d'une piqûre d'ortie	› Sur tout le corps › Ou se limitant à certaines zones › Gonflement possible des lèvres et des paupières	› Urticaire

Que faire ?	Quand faut-il consulter ?
› Appliquer une pommade hydratante (Dexeryl…)	› Si les lésions persistent et s'infectent
	› Si la rougeur ne disparaît pas au bout de la première année
	› Si la grosseur est située dans une zone de frottement et risque de s'infecter
› Crèmes hydratantes, bains émollients	› Si les lésions ne disparaissent pas après une semaine de traitement
› Appliquer une crème protectrice à base d'oxyde de zinc après le bain et le change	› Si la rougeur persiste malgré les soins › Si des croûtes, des papules (boutons rouges) ou de petites cloques apparaissent › Si la rougeur se propage au-delà de la couche (« dermite en culotte rouge »)
› Désinfecter avec un savon ou une lotion antiseptique › Pommade antibiotique (sous contrôle médical) › Garder le bébé à la maison pour éviter la contagion	› Si la région autour des boutons devient rouge, enflée et douloureuse › Si les urines sont rouges ou couleur thé › Si des bulles de plus de 2 cm de diamètre se forment › Si les boutons grandissent ou si de nouveaux boutons apparaissent après deux jours de traitement
› Voir plus haut « érythème fessier »	› Voir plus haut « érythème fessier »
› Avant chaque repas, appliquer dans la bouche une compresse imbibée d'eau bicarbonatée ou d'une solution antifongique	› Consulter
› Sirop antiallergique + crèmes à la cortisone › Bains à l'avoine › Ces traitements ne provoquent qu'un soulagement temporaire et n'éliminent pas la cause	› Intervenir en urgence si le gonflement gagne l'intérieur de la bouche (œdème de Quincke), causant une difficulté à avaler et à respirer et une petite toux › Si au bout de 24 heures de traitement : – les démangeaisons persistent – le bébé a les articulations qui gonflent

vite et la peau a ensuite tendance à être très sèche.

› Du fait que la peau de bébé sécrète très peu de sueur, sa régulation thermique est assez limitée : la peau se refroidit ou se réchauffe très facilement.

› Elle est protégée par une couche cornée et un film hydrolipidique très fins, ce qui la rend vulnérable aux irritations : frottement des vêtements, froid, vent, soleil. Étant donné la production très faible de mélanine (pigment), il faut éviter d'exposer les bébés au soleil avant l'âge de 6 mois.

› La peau ne parvient à complète maturation que vers 8 ou 9 ans.

COMMENT SOULAGER LES **DÉMANGEAISONS DE L'ECZÉMA ?**

› Plus la peau est sèche, plus les démangeaisons seront vives. Il faut donc hydrater au maximum la peau du bébé.

› Utiliser un savon surgras pour la toilette et adoucir l'eau en y ajoutant de l'huile de bain ou de la poudre d'amidon de blé achetée en pharmacie.

› Éviter les bains trop chauds (la température ne doit pas dépasser 37 °C) et trop prolongés (dix minutes sont un maximum).

› Après avoir essuyé le bébé, appliquer une crème hydratante sur sa peau. Utiliser une crème dermatologique sans parfum et si possible sans conservateur.

› Laver le linge avec un savon de Marseille, éviter les adoucissants et rincer soigneusement. Le linge ne doit pas être rêche ; les lainages sont à éviter.

› Le pédiatre prescrira dans ce cas une pommade à la cortisone et peut-être un sirop antihistaminique contre les démangeaisons.

PLEURS *excessifs*

LES **SYMPTÔMES**

Durant les premières semaines, les pleurs sont pour le bébé l'unique moyen de faire comprendre à son entourage que quelque chose ne va pas. Ils sont excessifs lorsqu'ils occasionnent une dépense d'énergie particulièrement intense : hurlements rageurs, bébé écarlate que rien ne parvient à apaiser, agitation désordonnée des membres.

› Leur intensité et leur durée varient selon les bébés et, pour chacun, selon les périodes ou les jours. Ils sont souvent particulièrement violents en fin de journée, à la tombée de la nuit, et peuvent durer jusqu'à deux à trois heures chez les plus toniques.

› D'autres bébés pleurent chaque nuit, aux alentours de 4 à 5 semaines.

les signes alarmants

Pleurs excessifs

› Aux pleurs excessifs s'ajoutent :
- perte d'intérêt pour ce qui normalement attire l'attention des bébés (lumière, mouvement, voix de la maman…) ;
- troubles du sommeil ;
- troubles de l'alimentation avec perte de poids ;
- troubles du transit ;
- retard du développement psychomoteur.

Le nourrisson souffre peut-être de dépression, dont les causes peuvent être diverses (naissance traumatisante, difficultés après la naissance, rapports difficiles avec la mère, séparation brutale), et surtout de la dépression maternelle. Il ne faut pas laisser s'installer cet état mais consulter sans délai.

› Si les pleurs ont une intensité anormale ou se poursuivent la nuit au-delà de l'âge de 2 mois, il est possible que le bébé ait une maladie sans symptômes visibles mais qui le fait souffrir. L'avis du médecin est indispensable.

CE QU'ILS **SIGNIFIENT**

Un bébé pleure lorsqu'il a faim, lorsqu'il a besoin qu'on le change, parce qu'il a besoin de compagnie ou encore lorsqu'il a des coliques ou des difficultés à s'endormir. On apprend assez vite à reconnaître les hurlements de la colique, les cris perçants du bébé affamé, les plaintes de celui qui ne trouve pas le sommeil.

› Si ces pleurs paroxystiques se produisent à intervalles plus ou moins réguliers d'environ deux heures et demie à trois heures, ils signifient sans doute tout simplement : « J'ai faim ! » Il faut souvent peser les bébés nourris au sein.

› Les pleurs de sommeil sont le plus souvent plaintifs, mais il arrive que le bébé exaspéré hurle de rage.

› Les pleurs de la nuit viennent souvent de ce que le rythme nycthéméral n'est pas encore établi (le bébé prend la nuit pour le jour…). Cela n'a rien d'inquiétant. Petit à petit, le nourrisson va rester de plus en plus longtemps éveillé durant la journée et dormir pendant la nuit, au grand soulagement de ses parents.

› Ce qu'on appelle coliques du nourrisson est une des causes principales de ces pleurs si stressants pour les parents. Les coliques se prolongent rarement au-delà de 3 ou 4 mois.

› D'autres problèmes peuvent être la cause des pleurs : reflux gastro-œsophagien, otite, poussée dentaire… Une naissance sous péridurale ou après anesthésie générale de la maman rend parfois le nourrisson plus grognon ; un bébé allaité digère plus rapidement et a donc faim plus souvent ; certains bébés ont davantage besoin de contact physique avec leur maman…

COMMENT APAISER **LES PLEURS**

› Tout d'abord, les parents ne doivent pas culpabiliser : les pleurs sont normaux et cessent généralement au bout de 4 à 6 semaines, au plus tard à quelques mois.

› Il est normal qu'un bébé pleure à certaines heures du jour, en particulier à la tombée de la nuit. Il ne faut pas s'alarmer si un nourrisson réclame énergiquement à boire une ou deux fois dans la nuit.

› S'il s'agit de pleurs de faim, la solution est simple. Lorsque le bébé est allaité, le simple contact du sein maternel suffit généralement à le rassurer.

› Si le bébé pleure lorsqu'on le recouche après qu'il a fait son rot, un deuxième, voire un troisième rot sont peut-être tout ce qui lui manque. Il suffit alors de le reprendre et de le tenir verticalement en le berçant doucement. Le rot tant attendu fait immédiatement cesser les cris.

› En cas de coliques, un léger massage du ventre, le bercement, une bouillotte tiède posée sur le ventre apaisent généralement le nourrisson.

› On a longtemps pensé que prendre son bébé dans ses bras à chaque fois qu'il pleurait ne pouvait que le pousser à se montrer de plus en plus capricieux. En fait, il semble que les bébés dont on ignore les cris pleurent plus souvent, plus longtemps et plus fort que les autres. C'est un peu comme si ceux qui recevaient une réponse à leurs pleurs apprenaient à pleurer mieux, c'est-à-dire à bon escient, alors que les autres n'apprennent qu'à pleurer plus fort. Même s'il continue à crier lorsqu'il est pris dans les bras, l'enfant se sent mieux et sa crise de larmes lui fera plus de bien que s'il finit par s'endormir d'épuisement.

› Il n'y a pas vraiment de recette miracle. Ce qui calme un bébé n'aura aucun effet sur un autre, et le même bébé peut réagir différemment d'une crise de larmes à l'autre. Il ne reste donc qu'à choisir dans une large panoplie de ressources : porter le bébé, le bercer, l'installer dans un porte-bébé près de soi, marcher avec lui, se balancer doucement en

le tenant dans les bras, lui montrer des images très contrastées et colorées ou des lumières qui focalisent son attention et lui font oublier ses petits soucis. Un miroir, un aquarium peuvent aussi faire l'affaire. La plupart des bébés aiment entendre leur maman chantonner, d'autres adorent s'assoupir en entendant le ronronnement de l'aspirateur ! Un bon bain chaud est souverain, tout comme le massage du dos.
Ces pleurs ont une vertu de soulagement pour le bébé, tout comme les larmes pour un adulte. Un bébé qui découvre le monde extérieur est soumis à toutes sortes de stress, qui vont de la réunion de famille lui faisant rencontrer quantité d'inconnus aux bruits nouveaux et inquiétants pour lui, en passant par la frustration de ne pouvoir faire comprendre qu'il a faim, soif ou froid.
La patience est requise pour les parents, qui doivent à tout prix éviter de secouer le bébé.

RESPIRATION *difficile*

LES **SYMPTÔMES**

Le bébé fait de violents efforts pour respirer, sans y parvenir de façon satisfaisante. Sa respiration devient rapide et sifflante, ses lèvres bleuissent, il gémit à chaque inspiration.

CE QU'ILS **SIGNIFIENT**

Le bébé est en état de détresse respiratoire nécessitant une prise en charge médicale urgente.

ROUGEURS

Voir PEAU (problèmes de) et TACHES VIOLACÉES.

TACHES *violacées*

LES **SYMPTÔMES**

De nombreuses taches violacées apparaissent sur la peau du bébé et ne disparaissent pas lorsqu'on appuie dessus (purpura).

CE QU'ILS **SIGNIFIENT**

Cela peut être le signe d'une méningococcie, infection très sévère proche de la méningite. Dans ce cas votre bébé n'est pas comme d'habitude (abattu, geignard…). Il faut consulter au plus vite.

TOUX

IL Y A TOUX **ET TOUX**

- La toux est gênante mais souvent utile. C'est un réflexe naturel qui permet à l'organisme d'éliminer les glaires sécrétées par les muqueuses lors d'infections bactériennes ou virales.
- Il ne faut donc jamais bloquer une toux productrice (appelée aussi toux

les signes alarmants

Toux

- La toux s'accompagne d'une fièvre élevée et/ou persistante (plus de trois à quatre jours).
- Le bébé crache du sang, semble souffrir.
- Sa respiration est difficile, sifflante.
- Ses lèvres deviennent bleues lorsqu'il tousse.
- La toux se prolonge en l'absence de toute infection apparente.

grasse), c'est-à-dire une toux qui libère des mucosités (crachats).

- La toux sèche, en revanche, est une toux d'irritation qui ne produit pas de mucus. Il ne faut pas pour autant la négliger car il arrive qu'elle soit le symptôme d'une maladie. Elle est généralement brève, quinteuse et parfois douloureuse.
- La toux rauque ressemble un peu à un aboiement.
- Il ne faut jamais bloquer une toux sans en connaître la cause profonde, aussi ne faut-il pas donner sans avis médical un sirop antitussif à un enfant de moins de 5 ans.

CE QU'ELLE **SIGNIFIE**

Plusieurs facteurs entrent en ligne de compte, que le pédiatre aura besoin de connaître pour établir son diagnostic: durée et fréquence des quintes, moments et circonstances dans lesquels elles se produisent, autres symptômes qui s'y associent.

- La toux ne traduit pas nécessairement la présence d'une affection. Elle peut se déclencher parce que le bébé a avalé de travers ou parce qu'il a respiré une substance irritante.
- Elle accompagne les rhumes.
- Elle se manifeste fréquemment lors d'une grippe ou d'une inflammation ORL (gorge, oreilles, larynx) ou des poumons (bronchite…).
- Les quintes de toux du coquelucheux sont épuisantes et bloquent la respiration durant un laps de temps plus ou moins long, avant que le bébé puisse reprendre son souffle à grand-peine. Elles sont dangereuses pour le petit nourrisson car, dans ses formes graves, elles peuvent être « asphyxiantes ».
- Une toux essentiellement nocturne est parfois le seul signe d'asthme, très rarement celui d'un mauvais fonctionnement cardiaque.
- L'asthme, qui n'est pas une maladie infectieuse mais une manifestation le

plus souvent allergique, déclenche des quintes aussi impressionnantes que celles de la coqueluche. Or l'asthme peut être très précoce et se déclarer dans les tout premiers mois de vie. Il est donc capital, en présence d'un bébé qui tousse de manière prolongée, d'en déceler la présence éventuelle.

COMMENT RECONNAÎTRE LA TOUX **DU BÉBÉ ASTHMATIQUE ?**

Elle présente plusieurs caractéristiques qui doivent alerter les parents :
- toux quinteuse et sèche ;
- toux surtout nocturne (chronique ou récidivante) ;
- éventuellement : toux après l'effort, après les tétées ou les biberons. Elle s'accompagne d'autres signes qu'il est important de mentionner ici :
- accélération de la respiration (polypnée) ;
- sifflements lors de l'expiration.

PEUT-ON ÉVITER **LA BRONCHIOLITE ?**

Les précautions sont à peu près les mêmes que pour éviter le rhume.
- Se laver les mains avec soin avant de s'occuper du bébé.
- Les adultes et les enfants qui sont enrhumés ou toussent doivent éviter d'approcher un bébé sans porter un masque. Ils doivent s'abstenir de l'embrasser.

Type de toux	Diagnostics possibles
Toux sèche (au début)	Rhume Pharyngite Grippe Coqueluche Bronchite aiguë à son début Pneumonie aiguë Rougeole Inhalation d'un corps étranger Asthme
Toux grasse	Bronchite Sinusite
Toux rauque	Laryngite
Toux sèche + respiration sifflante	Bronchiolite Allergie Asthme

- Aérer régulièrement les pièces où l'on vit.
- Ne pas exposer le bébé à la fumée de cigarette.
- Éviter les endroits très fréquentés en période d'épidémie.

VOMISSEMENTS

LES **SYMPTÔMES**

- Il faut savoir différencier le vomissement d'une simple régurgitation. Il arrive en effet que le bébé crache un peu de lait après un rot un peu énergique. Le véritable vomissement, lui, résulte d'une contraction de l'estomac qui projette dans l'œsophage puis vers l'extérieur une partie de ce qui a été avalé. Il peut être sous forme d'un jet fulgurant sortant à la fois par la bouche et par le nez.
- Des vomissements occasionnels ne sont pas à considérer de la même manière que ceux qui se répètent régulièrement, lorsque le bébé vomit du lait aussitôt après son repas ou une ou deux heures après (lait caillé).

CE QU'ILS **SIGNIFIENT**

- Il arrive que le bébé vomisse parce qu'il a mis ses doigts un peu profondément dans sa bouche ou à la suite d'une forte toux.
- Le vomissement peut encore être la conséquence d'une légère indigestion sans gravité.
- Certains bébés vomissent lors des poussées dentaires ou lorsqu'ils ont une otite.
- Des vomissements peuvent également être le signe d'un reflux gastro-œsophagien, phénomène extrêmement fréquent chez le nourrisson.

LE REFLUX **GASTRO-ŒSOPHAGIEN**

- L'œsophage est le long tube par lequel les aliments sont acheminés jusqu'à l'estomac. Il débouche dans l'estomac par un sphincter (un muscle circulaire) qui s'ouvre

À SAVOIR

Précautions à prendre quand un enfant vomit

- Faire boire le bébé plus souvent mais en petites quantités.
- Faire boire de l'eau sucrée (en petite quantité) ou de l'eau dans laquelle on a dilué un peu de Coca-Cola (en remuant avec une cuillère pour détruire les bulles).
- Un bébé qui vomit peut s'étouffer avec les aliments recrachés si ceux-ci passent dans le larynx ou la trachée-artère. C'est pourquoi il faut le coucher sur le côté, en particulier après les repas.

Symptômes liés aux vomissements	Causes possibles	Que faire ?
Vomissements + fièvre + mal aux dents	› Poussée dentaire	› Doliprane® pour faire baisser la fièvre et calmer la douleur › Massage de la gencive avec un doigt, une cuillère, avec ou sans baume calmant › Anneau de dentition (éventuellement mis au congélateur).
Vomissements + selles liquides ou trop fréquentes + fièvre et douleurs abdominales éventuelles	› Gastro-entérite	› Prévenir la déshydratation › Consulter en l'absence d'amélioration en 24 heures.
Vomissements de lait caillé un moment après chaque repas	› Reflux gastro-œsophagien	› Donner du lait épaissi › Consulter
Vomissements + fièvre + soif intense + le bébé n'urine plus + bouche et lèvres sèches + yeux cernés + léthargie	› Déshydratation	› Donner une solution de réhydratation (SRO) en attendant le médecin appelé d'urgence
Vomissements + fièvre + nuque raide + maux de tête + souffrance à la lumière	› Méningite	› Appeler le médecin en urgence, ou conduire le bébé à l'hôpital
Vomissements + mal de tête après une chute	› Traumatisme crânien	› Conduire d'urgence le bébé à l'hôpital
Vomissements + fièvre + nuque raide + plaques rouges qui ne disparaissent pas à la pression	› Méningite	› Conduire d'urgence le bébé à l'hôpital

les signes alarmants

Vomissements

- Les vomissements sont répétitifs et ralentissent la prise de poids.
- Les vomissements surviennent après une chute ou sont associés à de la fièvre, à de violents maux de ventre ou de tête et/ou à une difficulté à supporter la lumière (symptômes de méningite).

pour laisser passer les aliments et se referme ensuite. Lorsque ce muscle fonctionne mal, les aliments rejetés, mélangés au contenu gastrique acide, remontent dans l'œsophage.

- Dans ce cas, le bébé semble mal à l'aise après chaque repas et, au bout d'un laps de temps plus ou moins long, crache une quantité plus ou moins importante de lait caillé.
- Ce phénomène est très fréquent chez le nourrisson et disparaît aux alentours de 1 an. On peut réduire le risque de reflux en épaississant le lait du biberon et en évitant de donner trop tôt des jus de fruits et des céréales. Il faut également maintenir le bébé le moins incliné possible pendant et après les biberons.
- Si la régurgitation est importante, il faut en parler au pédiatre car cela pourrait provoquer des pathologies comme l'œsophagite, la laryngite, l'asthme, la bronchite chronique…

Il existe des médicaments permettant de renforcer le tonus du sphincter inférieur de l'œsophage et la vidange de l'estomac, des anti-acides et des pansements gastriques qu'on donne après les repas et qui protègent la muqueuse digestive.

Yeux *(canal lacrymal bouché)*

COMMENT S'EN **APERÇOIT-ON ?**

L'œil dont le canal est bouché larmoie.

À SAVOIR

Comment nettoyer les yeux d'un bébé

- Il est important de bien nettoyer les yeux, d'une part pour que le bébé ne soit pas gêné par ses cils collés, d'autre part parce que les sécrétions oculaires contiennent une multitude de microbes qui transmettent très facilement la contagion.
- Se laver les mains avec soin avant de s'occuper du bébé.
- Utiliser des compresses propres et du sérum physiologique (ou de l'eau bouillie

les signes alarmants

Infection des yeux

- Rougeur et/ou un gonflement autour de l'œil et de la paupière.
- Le bébé semble souffrir.
- La conjonctivite ne régresse pas après deux ou trois jours d'un traitement prescrit.

QUE FAUT-IL **FAIRE ?**

Il n'y a pas réellement lieu de s'inquiéter. Mais il faut consulter un ophtalmologiste si après le neuvième mois le canal ne se désobstrue pas naturellement.

Yeux *(infection des)*

LES **SYMPTÔMES**

- Le bébé se frotte les yeux très souvent, et pas seulement lorsqu'il cherche le sommeil.
- Ses yeux sont rouges et larmoient.
- Il se réveille avec des sécrétions jaunâtres agglutinées sur les cils, qui peuvent le gêner pour ouvrir les yeux.

CE QU'ILS **SIGNIFIENT**

- Le bébé a une infection oculaire, appelée conjonctivite, ou infection de la membrane qui recouvre l'œil à l'intérieur des paupières.
- La conjonctivite peut être d'origine infectieuse (virale ou bactérienne) ou d'origine allergique :
  – les sécrétions jaunes font craindre une conjonctivite bactérienne,
  – les sécrétions transparentes indiquent une origine virale ou allergique. Avec l'allergie, la démangeaison est intense et le bébé se frotte les yeux quasiment en permanence.

puis tiédie). Le coton risque de laisser de petites peluches.

- La conjonctivite infectieuse étant extrêmement contagieuse, il faut veiller à ne pas toucher l'œil sain avec la compresse qui a nettoyé l'œil infecté.
- Si les sécrétions persistent, il faut consulter le pédiatre qui prescrira un traitement adapté (collyre antibiotique, ou collyre antihistaminique en cas d'allergie).

ZOOM

Les allergies

Sans que l'on puisse avec certitude déterminer la raison de cette augmentation de fréquence, on constate que les enfants sont de plus en plus touchés par les allergies. Aujourd'hui, plus d'un enfant sur cinq est allergique.

Qu'est-ce qu'une allergie ?

Lorsqu'une substance étrangère pénètre dans l'organisme, celui-ci met en place un système qui lui permet de la reconnaître et de l'éliminer si elle le met en danger : c'est le système immunitaire.

Il existe un numéro vert « asthme et allergies infos services » : 08 00 19 20 21 (appel gratuit)

Les signes

Ils se produisent aux zones de contact avec la substance allergisante :

- les voies respiratoires et les yeux (rhume des foins, asthme, conjonctivite);
- la peau (eczéma, urticaire);
- le tube digestif (diarrhée, vomissements).

Ces manifestations peuvent apparaître isolément, simultanément ou successivement. Elles peuvent être immédiates et devenir stable au seul contact de l'allergène, mais il peut aussi s'écouler entre 4 et 72 heures entre le contact et les premiers symptômes. Un nez bouché en permanence, une toux persistante, une conjonctivite, des rhino-pharyngites et laryngites à répétition sont parfois le signe d'une allergie.

Allergies alimentaires

Chez certains enfants, l'ingestion d'aliments peut être à l'origine de réactions allergiques. La fréquence des allergies alimentaires a doublé durant les cinq dernières années. Elles concernent 2 à 4 % des enfants de moins de 5 ans. Ces allergies sont plus fréquentes chez les sujets atopiques (ceux qui ont une tendance personnelle ou familiale à produire des anticorps anti-IgE en réponse à de petites doses d'allergènes, et à développer des symptômes typiques comme l'asthme, les rhinoconjonctivites ou l'eczéma). On retrouve une atopie familiale dans 70 % des cas d'allergie alimentaire.

Les signes

Les manifestations de l'allergie alimentaire peuvent apparaître :

- localement : symptômes gastro-intestinaux (diarrhée, vomissements) ;
- à distance : symptômes cutanés de type urticaire, eczéma et/ou symptômes respiratoires (rhinite, conjonctivite, œdème de Quincke, respiration sifflante [wheezing], asthme).

Elles peuvent survenir :

- dans les minutes ou les premières heures après l'infection de l'aliment ;
- plusieurs heures voire plusieurs jours après l'ingestion de l'aliment.

L'œdème de Quincke

C'est un gonflement rapide et assez impressionnant des paupières, du visage et parfois du larynx, ce qui provoque des difficultés à respirer. Il apparaît chez l'enfant vers 1 an, mais il est peu fréquent jusqu'à 6 ans. Il concerne plutôt la tranche d'âge 6-15 ans. L'enfant doit être immédiatement conduit aux urgences.

Le choc anaphylactique

C'est un trouble circulatoire grave, induit par une réaction allergique violente, d'origine alimentaire ou non. Il peut être mortel, plus souvent néanmoins chez l'adulte que chez l'enfant. Le choc anaphylactique se manifeste par une sensation de malaise général, une pâleur intense, des sueurs, voire une perte de connaissance et un collapsus cardio-vasculaire. Il peut s'exprimer de façon moins marquée, par une pâleur et un malaise immédiatement après l'ingestion d'un aliment, ces signes sont isolés ou accompagnés de manifestations digestives ou cutanées aiguës. Dans tous les cas, il faut immédiatement appeler les secours.

Les allergènes alimentaires

Tous les aliments sont susceptibles de provoquer une réaction allergique.

- Le premier groupe est constitué de cinq allergènes, responsables de 78 % des allergies : l'œuf (36 %), l'arachide (24 %), le lait de vache (8 %), la moutarde (6 %) et le poisson (4 %). Chez l'enfant de moins de 6 mois, le lait de vache est la première cause d'allergie. Ensuite, c'est l'œuf, de 6 mois à 3 ans, puis l'arachide jusqu'à 15 ans. Près de la moitié des chocs anaphylactiques par allergie alimentaire sont dus à l'arachide.
- Le deuxième groupe comprend la crevette, la noisette, le kiwi, le blé, le bœuf, les petits pois, les lentilles, le soja et la farine de lupin. Ils sont responsables de 11 % des allergies.

L'enfant

Lorsque le bébé passe au stade de l'enfant (2 ans), les parents se sentent souvent plus rassurés. Ils ne sont plus obsédés par l'aspect des selles et les indications de la balance, ne s'affolent plus à la moindre fièvre, ne passent plus leurs nuits à guetter la respiration du petit malade. Mais l'enfant, plus autonome, est exposé à certains risques qu'ignorait le bébé, et des symptômes jusque-là inconnus des parents peuvent les désarçonner.

Appareil génital *(problèmes de l')*

LES **SYMPTÔMES**

› Un gonflement du scrotum chez un garçon n'est pas nécessairement alarmant, il peut être dû à une légère blessure et disparaître rapidement. Mais toute douleur est suspecte et ces symptômes ne doivent en aucun cas être négligés. Une torsion de testicule, par exemple, doit être opérée de toute urgence (dans un délai de 2 à 24 heures), car elle vrille l'artère et la veine qui l'alimentent, provoquant une nécrose du testicule. Heureusement il existe deux testicules, et un seul suffit à la paternité.

› Une légère inflammation de la zone génitale chez une fille ne doit pas faire conclure aussitôt à la présence d'une infection ou d'une mycose. Elle est souvent la conséquence d'un manque d'hygiène ou de l'emploi de savons parfumés ou irritants.

Appétit *(manque d')*

Il n'y a aucune raison de s'inquiéter pour un enfant qui a un petit appétit mais qui est plein de dynamisme et de vivacité, surtout si son poids et sa taille sont normaux.

› Entre 2 et 5 ans, beaucoup d'enfants ont un petit appétit ou plutôt un appétit sélectif. Ils ont une préférence très nette pour les biscuits et les petits en-cas, ne sont pas très attirés par la viande, le poisson et les légumes, et grignotent parfois des sucreries à l'insu de leurs parents. Il ne faut donc pas s'étonner qu'ils n'aient plus faim au moment de se mettre à table ! Il n'empêche que le nombre de calories absorbées dans une journée est tout à fait suffisant.

› Un vaccin, une dent qui sort, un rhume suffisent parfois à couper l'appétit. En général, celui-ci revient assez vite, d'autant plus facilement que les parents ne l'auront pas monté en épingle de façon exagérée.

Symptômes liés (G = garçons, F = filles)		Causes possibles	Que faire ?
G	› Gonflement aux testicules, généralement deux semaines après les oreillons	› Orchite (inflammation des testicules)	› Consulter dans les 24 heures
G	› Douleur et sensation de brûlure en urinant	› Infection urinaire	› Consulter dans les 24 heures
G	› Gonflement au bout du pénis et/ou écoulement	› Inflammation du gland (balanite)	› Consulter dans les 24 heures
G	› Écoulement gris jaune en provenance du pénis	› Présence d'un corps étranger dans l'urètre	› Consulter sans tarder
G	› Gonflement douloureux à l'aine ou d'un testicule sans raison apparente	› Hernie inguinale › Hydrocèle (bénin) › Torsion du testicule	› Consulter très rapidement
F	› Démangeaisons et/ou douleurs dans la zone génitale › Pertes gris jaune ou grisâtres	› Infection du vagin	› Consulter dans les 24 heures
F	› Démangeaisons et/ou douleurs dans la zone génitale › Pertes blanches épaisses	› Grive vaginale (affection mycosique)	› Consulter dans les 24 heures
F	› Démangeaisons et/ou douleurs dans la zone génitale › Pas de pertes	› Mauvaise hygiène › Vulvo-vaginite	› Changer de sous-vêtement chaque jour › Bien laver la zone génitale sans utiliser de produits irritants › Consulter si les symptômes persistent
F	› Plus de 10 ans : légères pertes blanches	› Production accrue d'hormones sexuelles à la puberté	› Consulter si les pertes sont irritantes

les signes alarmants

Manque d'appétit

- Si la perte d'appétit s'accompagne de fièvre et de mal à la gorge, on peut être en présence d'une angine ou d'une pharyngite qui doivent être soignées.
- Ne pas confondre manque d'appétit provisoire et perte d'appétit qui se prolonge et finit par ralentir la croissance.
- Des urines foncées allant de pair avec une perte d'appétit peuvent indiquer la présence d'une hépatite. Il faut consulter sans tarder.
- Des ganglions dans le cou sont parfois des symptômes de mononucléose.
- Si l'enfant urine plus souvent, mouille son lit alors qu'il ne le faisait jamais, il souffre peut-être tout simplement d'une infection urinaire.

- Le repas est en effet bien souvent pour un enfant le lieu d'affirmation de sa personnalité. Une fois qu'il a compris l'importance de l'enjeu, il prend plaisir à refuser les plats qu'il n'aime pas.

COMMENT REDONNER **L'APPÉTIT À SON ENFANT ?**

- La première des règles est de ne pas dramatiser. Un enfant peut faire l'impasse sur des haricots verts et même sur un beefsteak sans pour autant s'exposer au rachitisme.
- Beaucoup d'enfants sont vite rassasiés, car le métabolisme ne s'établit que progressivement. À petits appétits, nombreux petits plats : mieux vaut servir plusieurs petites portions dont on viendra à bout qu'une assiettée impressionnante dont on n'avalera que trois bouchées.
- Le goût du salé vient souvent assez tard. Si un enfant avale volontiers des légumes légèrement sucrés, pourquoi les lui refuser ?
- Transformer le repas en jeu vient à bout de bien des réticences. Décorer les plats, laisser l'enfant transformer sa purée en circuit automobile, ajouter des yeux à la compote de pêches et faire sourire les yaourts…
- Un enfant malade n'a pas très faim. Ne lui refusez pas ce dont il a envie, des glaces et des yaourts s'il a mal à la gorge, des aliments sucrés si ce sont les seuls qui le tentent.
- En matière d'alimentation, la curiosité n'est pas un vilain défaut ! Un enfant qui a commencé assez tôt à goûter à tout sera plus facilement attiré par des aliments variés, ce qui facilitera les choses dans les périodes un peu difficiles.

ARTICULATIONS *(douleurs aux)*

Voir aussi CRAMPES ET COURBATURES.

Les douleurs articulaires sont dues au froissement ou à l'étirement d'un tendon ou d'un ligament à proximité d'une articulation. En revanche, si la douleur persiste et/ou si elle s'accompagne de fièvre, il faut consulter.

QU'APPELLE-T-ON **DOULEURS DE CROISSANCE ?**

› Elles touchent environ 4 à 5 % des enfants. Elles se situent au milieu de la cuisse et du tibia, sans point précis,

Symptômes liés aux articulations	Causes possibles	Que faire ?
› Articulation gonflée	› Tendon ou ligament étiré près d'une articulation (entorse)	› Consulter dans les 24 heures si la douleur est forte ou persiste
› Hanche douloureuse	› Maladie de Perthes, rhume de hanche	› Consulter dans les 24 heures
› Genoux douloureux	› Foulure › Infection osseuse ou articulaire › Maladie d'Osgood-Schlatter	› Consulter dans les 24 heures si la douleur est forte et/ou récidivante
› Douleur au milieu de la cuisse et du tibia, des deux côtés + bon état de santé par ailleurs	› Douleurs de croissance	› S'assurer auprès du médecin qu'il s'agit bien de douleurs de croissance
› Articulation fonctionnant difficilement après une blessure ou une chute	› Articulation foulée › Os cassé près d'une articulation	› Conduire à l'hôpital, en ambulance s'il s'agit de la jambe ou du coude
› Articulation rouge, chaude et/ou gonflée + fièvre et/ou l'enfant se sent mal	› Infection articulaire › Possibilité de polyarthrite chronique si plusieurs articulations sont touchées	› Appeler le médecin en urgence
› Douleurs articulaires et éruption rouge sur les membres	› Purpura rhumatoïde (maladie de Henoch-Schönlein)	› Appeler le médecin en urgence

les signes alarmants

Troubles de l'audition

› L'enfant fait presque toujours répéter ce qu'on lui dit.
› Son élocution est monocorde, son langage est au-dessous de son âge.
› Il ne réagit pas aux sons qui se produisent dans une pièce voisine, ne sursaute pas en présence d'un bruit soudain.
› Il a du mal à localiser les sons et à les imiter.
› Un enfant trop silencieux, ou très agité, est parfois un enfant qui entend mal.
› Des otites mal soignées peuvent entraîner des troubles de l'audition.
› Des antécédents familiaux de troubles de l'audition ou de méningite.

des deux côtés, et se manifestent particulièrement après un effort violent.

› Elles sont sans gravité et ne gênent pas la marche. La chaleur et les massages suffisent à les calmer. Si l'enfant se porte bien et n'a pas de fièvre, il n'y a aucune raison de s'en inquiéter.

› En revanche, si la douleur se situe d'un seul côté, à un endroit fixe, elle n'est probablement pas liée à la croissance. Si elle s'accompagne de fièvre, de fatigue, si l'enfant maigrit, radios et analyses sont nécessaires pour en déterminer la cause.

AUDITION *(troubles de l')*

Voir aussi OREILLES.

Une faiblesse du système auditif peut avoir des conséquences néfastes sur l'apprentissage et la compréhension du langage, qui entraînent un retard scolaire et un isolement psychologique. Un contrôle médical est effectué en maternelle, à 3 ans et à 5 ans. Mais le moindre doute concernant les facultés auditives de leur enfant doit alerter les parents, car une surdité découverte tardivement est plus longue à rééduquer.

DES PRÉCAUTIONS **À NE PAS NÉGLIGER**

› Le bruit est un grand ennemi des oreilles enfantines. Jouer devant des baffles qui diffusent une musique à plein volume, passer des heures avec un baladeur réglé trop fort, peut causer des lésions irréversibles.

› Pour les plus grands, il faut savoir que la plongée sous-marine, les sports d'altitude, certains sports violents font courir des risques à la sphère ORL.

› En cas de doute, on peut faire effectuer des tests à l'hôpital. Ceux-ci sont indolores et permettent d'établir un audiogramme seul apte à révéler la présence d'une déficience auditive et son degré.

BOSSES, *grosseurs*

Une grosseur qui apparaît peut n'être qu'une réaction à la piqûre d'un insecte. Mais elle peut être également un symptôme de maladie éruptive ou résulter du gonflement d'un ganglion, signe d'infection. Il faut alors être très vigilant et consulter si elle ne disparaît pas.

BOUCHE *(mal de)*

Les petits problèmes qui peuvent atteindre la langue, les gencives, les lèvres ou l'intérieur des joues sont désagréables et parfois très douloureux, au point d'ôter à l'enfant toute envie de s'alimenter. Quelques précautions permettent d'éviter certains problèmes.

À ÉVITER
POUR NE PAS AVOIR D'APHTES

› Les aliments épicés, trop chauds ou acides fragilisent la muqueuse buccale.

› Certains aliments qui sont réputés déclencher ou aggraver les aphtes : des aliments acides (légumes et fruits) ou irritants (poivre, moutarde, noix, noisette, gruyère, friture, raisin).

› La carence en aliments azotés (viandes, poissons, œufs, laitage, lentilles…) et les carences vitaminiques.

BOUTONS

Voir aussi ROUGEURS, PEAU (problèmes de), CHEVEUX (problèmes de).

Du minuscule bouton d'irritation au douloureux bouton de fièvre, ces petites excroissances plus ou moins désagréables et tenaces peuvent avoir des causes très diverses. Pour les manifestations des différentes maladies éruptives, on se reportera à la rubrique PEAU (problèmes de), p. 102.

À SAVOIR

Peut-on éviter les boutons de fièvre ?

› Les boutons de fièvre apparaissent en présence de divers facteurs : la fièvre, une longue exposition au soleil, un temps très froid, une grande tension nerveuse ou une intense fatigue physique, l'irritation des lèvres par un contact douloureux (après des soins dentaires…). On limitera les risques en pensant à mettre un écran labial avant une exposition au soleil ou avant de sortir par grand froid.

› Le virus des boutons de fièvre (herpès) est extrêmement contagieux. Il faut se laver fréquemment les mains et éviter tout contact avec d'autres enfants.

Symptômes liés aux bosses et grosseurs	Causes possibles	Que faire ?
› Grosseur rouge et douloureuse, quelle que soit la localisation	› Brûlure › Abcès	› Consulter si la douleur est intense
› Grosseur à proximité d'une écorchure ou d'une coupure	› Gonflement d'un ganglion qui lutte contre l'infection	› Consulter si la grosseur et la douleur ne disparaissent pas au bout d'une semaine
› Grosseur à l'arrière du cou	› Ganglion lié à un eczéma atopique ou à une maladie éruptive (rubéole…)	› Consulter
› Grosseur sur le côté du cou + mal à la gorge + dégoût envers la boisson et la nourriture	› Angine	› Consulter dans les 24 heures en l'absence d'amélioration
› Grosseur sur le côté du cou + oreilles douloureuses	› Inflammation de l'oreille moyenne	› Consulter dans les 24 heures
› Grosseur entre les oreilles et la mâchoire	› Oreillons	› Consulter
› Grosseur située sur le cou, sous les aisselles ou à l'aine	› Rubéole › Mononucléose infectieuse › Maladies du sang (leucémies…)	› Consulter
› Grosseur dans la zone du nombril	› Hernie ombilicale	› Consulter
› Grosse bosse molle sur la tête après un choc	› Traumatisme crânien	› Appeler le médecin d'urgence › Conduire l'enfant à l'hôpital s'il a mal à la tête, est somnolent et vomit
› Grosseur brillante et rouge, peu boursouflée	› Piqûre d'insecte	› Consulter dans les 24 heures en l'absence d'amélioration
› Grosseur brillante et rouge, peu boursouflée, chez un enfant ayant déjà eu des réactions allergiques violentes	› Piqûre d'insecte › Conséquences d'un choc anaphylactique	› Composer le 15 ou le 112 (portable)

Symptômes liés au mal de bouche	Causes possibles	Que faire ?
› Petites ampoules sur les lèvres ou autour des lèvres	› Bouton de fièvre (herpès labial)	› Appliquer une crème ou un gel plusieurs fois par jour › Si le problème se prolonge au-delà de 2 semaines, consulter
› Zones décolorées et douloureuses dans la bouche ou sur la langue	› Aphtes	› Consulter s'il n'y a pas d'amélioration au bout d'une semaine
› Rougeur autour de la bouche › Fentes, craquèlement au coin des lèvres	› Eczéma des lèvres (chéilite)	› Pommade (demander au pharmacien)
› Croûtes jaune pâle sur les lèvres ou autour des lèvres	› Impétigo	› Consulter le pédiatre
› Gencives rouges, gonflées et douloureuses	› Gingivite	› Consulter le dentiste › En attendant, un bain de bouche antiseptique peut soulager l'inflammation. Maintenir un brossage régulier des dents
› Zones décolorées et douloureuses dans la bouche et sur la langue + fièvre	› Gingivo-stomatite	› Consulter le pédiatre
› Zones douloureuses dans la bouche ou sur la langue + petits boutons jaunes + boutons sur les mains et les pieds	› Syndrome pied-main-bouche	› Consulter le pédiatre
› Zones douloureuses dans la bouche ou sur la langue, avec des décolorations jaunes et crémeuses	› Grive orale (infection mycosique)	› Consulter le pédiatre

Aspect des boutons	Zones touchées	Causes	Que faire ?
› Petits boutons blancs	› Visage	› Acné du bébé	› Appliquer une pommade hydratante (Dexeryl…)
› Petits boutons incolores et secs	› Visage, oreilles, cou…	› Légère allergie d'une peau très sèche › Début d'eczéma	› Appliquer une pommade hydratante (Dexeryl…) › Remplacer le savon par un gel lavant sans savon
› Boutons rouges qui se transforment en petites cloques translucides, puis en pustules qui éclatent avant de se dessécher pour former une croûte jaunâtre › Le bébé se gratte	› Visage surtout (nez, bouche) › Cuir chevelu › Bras, jambes	› Impétigo	› Désinfecter les lésions avec un savon ou une lotion antiseptique › Pommade antibiotique (sous contrôle médical) › Garder l'enfant à la maison pour éviter la contagion
› Petite grosseur ressemblant à une ampoule, avec picotements, qui se dessèche après un jour ou deux pour former une croûte sèche	› Lèvre	› Bouton de fièvre (herpès labial)	› Appliquer une crème ou un gel plusieurs fois par jour › Si le problème se prolonge au-delà de 2 semaines, consulter
› Bouton rouge et douloureux	› Oreille	› Furoncle dans le canal externe	› Soulager la douleur. › Consulter dans les 24 heures.
› Bouton rouge et douloureux	› Paupière	› Orgelet	› Se procurer une pommade antiseptique en pharmacie › Consulter : – si l'œil est douloureux et rouge ; – si l'orgelet ne disparaît pas au bout d'une semaine ; – s'il y a rechute

CHEVEUX *(problèmes de)*

Une infection ou un mauvais état de la peau peuvent fragiliser les cheveux, voire déclencher une chute passagère. Des mycoses peuvent aussi se fixer sur le cuir chevelu. Si les problèmes de l'enfant ne sont pas liés à une fatigue passagère ou à une maladie récente, il faut consulter le pédiatre ou le dermatologue.

HYGIÈNE **POUR LES CHEVEUX**

› Des cheveux sains passent par une bonne alimentation. Les enfants doivent manger des fruits et des légumes en abondance et du poisson au moins deux ou trois fois par semaine. Le poisson gras donne un bon apport en vitamine A, essentielle pour maintenir le taux de kératine de la peau.

› Si l'enfant souffre de carences vitaminiques, le pédiatre lui prescrira peut-être des compléments alimentaires.

› Un enfant devrait toujours porter un chapeau les jours de grand soleil.

LES POUX, **DES ENVAHISSEURS TENACES**

› Les poux sont des insectes qui se nourrissent de sang. Ils se transmettent par le contact physique ou par le contact avec des objets contaminés (vêtements, peignes…).

› Un enfant qui a des poux ressent de violentes démangeaisons. Une observation permet de repérer de petits points noirs se déplaçant sur la peau. Des lentes (les œufs des poux) sont également présentes : lentes vivantes (grisâtres) adhérant à la racine des cheveux, et lentes mortes (blanches) à distance des racines.

› Dès que les poux ont été repérés :
– laver les cheveux pour éviter que les poux se multiplient ;
– appliquer un traitement antipoux en respectant scrupuleusement les conseils du pharmacien ;
– démêler quotidiennement les cheveux avec un peigne très fin, pour les débarrasser des lentes qui risquent de se reproduire ;

À SAVOIR

Shampooing, mode d'emploi

› Les shampooings pour bébé sont dénués de sulfates et n'irritent pas les yeux. Mais, du fait de leur pH élevé, ils ont tendance à emmêler les cheveux. Mieux vaut utiliser un shampooing doux, surtout si les cheveux sont épais et/ou longs.

› Une fois tous les deux ou trois jours est suffisant.

› Profitez du shampooing pour effectuer un massage du cuir chevelu. Ensuite, les cheveux seront pressés dans une serviette et séchés avec un séchoir.

Symptômes liés aux problèmes de cheveux	Causes possibles	Que faire ?
› Démangeaisons ou boutons sur le cuir chevelu, qui s'améliorent après un bon shampooing	› Pellicules	› Shampooing antipelliculaire › Consulter en l'absence d'amélioration après 2 semaines
› Démangeaisons ou boutons sur le cuir chevelu, non améliorées par le shampooing	› Poux	› Shampooing antipoux › Consulter si allergie au shampooing
› Chute temporaire de cheveux	› Cheveux trop serrés ou abîmés par des pinces › L'enfant ne cesse de tirer sur ses cheveux et de les tordre	› Changer de style de coiffure ! › Problèmes psychologiques éventuels, qui doivent inciter à consulter
› Zones chauves alors que la peau semble normale	› Calvitie locale	› Consulter
› Zones chauves, où la peau est enflammée et pèle	› Teigne	› Consulter
› Cheveux plus fins après une maladie	› Effet secondaire de la maladie	› Tout devrait redevenir normal en quelques mois. Consulter dans le cas contraire
› Cheveux plus fins lorsque l'enfant prend un certain médicament	› Effet secondaire du médicament	› Demander au médecin ou au pharmacien si le médicament peut être en cause. L'enfant pourra cesser de le prendre ou le médecin prescrira un autre médicament.

es signes alarmants

Constipation

- Une constipation qui se prolonge durant une semaine ou qui provoque des douleurs abdominales importantes ne doit pas être négligée.
- Des selles rouges ou noires.
- Des nausées et des vomissements.
- Si l'émission des selles est douloureuse, il se peut que l'enfant ait une fissure anale. Une consultation médicale s'impose.

– décontaminer literie, peignes et brosse avec une poudre spéciale (pour le linge, un lavage à 60 °C suffit) ;
– s'assurer que les frères et sœurs de l'enfant n'ont pas été contaminés.

- Parce qu'il vaut mieux prévenir que guérir, il faut également :

– peigner et laver régulièrement les cheveux des enfants ;
– surveiller leur chevelure ;
– éviter d'échanger bonnets, écharpes, foulards, et les laver souvent ;
– traiter un enfant s'il a été en contact avec des enfants porteurs.

Constipation

Voir aussi Selles anormales.

LES **SYMPTÔMES**

- Selles dures, difficiles à émettre, petites billes, selles rares... Ces symptômes sont bien connus des parents. Encore faut-il savoir ce qu'on entend par « selles rares » : certains enfants vont à la selle une fois par jour, d'autres seulement deux fois par semaine sans que cela pose le moindre problème. L'apparence des selles et la difficulté à les émettre sont plus significatives que leur fréquence. Par ailleurs, un enfant qui se plaint d'avoir mal au ventre est souvent un enfant constipé.

CE QU'ILS **SIGNIFIENT**

Les causes de cette constipation tiennent à de mauvaises habitudes. Un exercice physique suffisant et l'habitude d'aller à la selle dès que l'envie s'en fait sentir, au lieu de se retenir, sont indispensables.
Cette constipation est fréquente lors de l'acquisition de la propreté. Mais le régime alimentaire joue également un rôle important.

LE BON RÉGIME ALIMENTAIRE- **POUR ÉVITER LA CONSTIPATION**

- Il est capital de boire beaucoup de liquide (huit à dix verres d'eau par jour). En faisant gonfler les fibres alimentaires, le liquide permet de former des selles plus faciles à éliminer.

› Un régime riche en fibres est indispensable.

› Les fibres insolubles se trouvent dans les céréales complètes (pain complet, céréales du petit déjeuner comportant du son, pâtes complètes, riz brun…) et les légumineuses (lentilles, légumes secs…). Les pop-corn sont une très bonne source de fibres. On peut aussi préparer les gâteaux avec de la farine complète plutôt qu'avec des farines raffinées.

› Quant aux fibres solubles, on les trouve dans les fruits et légumes. Mieux vaut laver les fruits que les éplucher (la peau est très riche en fibres et en vitamines), et mieux vaut les manger entiers que pressés en jus. Une exception : le jus de pruneau, qui contient une substance stimulant l'activité intestinale.

› Certains aliments favorisent la constipation : pain frais, graisses cuites (chips…), sucres, riz blanc, chocolat, crème de marron, bananes, carottes.

Crampes *et courbatures*

Voir aussi Articulations (douleurs aux).

Crampes et courbatures sont généralement la conséquence d'un exercice physique intense et passent avec le temps, sans qu'on ait besoin de conduire l'enfant chez le pédiatre. Mais une douleur qui persiste n'est pas normale.

Cuir *chevelu (problèmes de)*

Voir Cheveux (problèmes de).

Démangeaisons

Voir Peau (problèmes de).

Dents *(mal de)*

Il n'est sans doute pas nécessaire de préciser qu'il faut prendre rendez-vous chez un dentiste dès que l'enfant se plaint d'avoir mal aux dents, et que des visites préventives permettent d'éviter bien des problèmes. Mais que faire lorsque l'enfant souffre et qu'il ne pourra être soigné avant quelques heures, voire quelques jours ?

COMMENT SOULAGER **LE MAL AUX DENTS ?**

› Si celui-ci résulte d'une infection, (abcès…), l'enfant se sentira mieux, assis dans son lit, le dos redressé contre des oreillers.

› Une bouillotte, ou une bouteille d'eau chaude (bien fermée !) appuyée contre la joue douloureuse atténue la sensation pénible.

Symptômes liés aux crampes	Causes possibles	Que faire ?
› Douleur violente dans une jambe	› Crampe	› Étirer la jambe › Massage doux
› Membre douloureux, sans blessure	› Muscle froissé ou étiré › Ligament étiré	› Consulter après 24 heures si la douleur est forte
› Membre enflé, sans blessure	› Muscle endommagé, froissé ou étiré › Ligament étiré	› Consulter après 24 heures en l'absence d'amélioration
› Courbatures + fièvre + mal à la tête + éventuellement toux et mal à la gorge	› Grippe	› Consulter si la fièvre est élevée
› Douleur + fièvre + zone rouge sur un membre	› Infection osseuse	› Consulter d'urgence

› On peut verser une goutte d'huile essentielle de lavande dans une cuillerée à café d'huile d'olive, bien diluer le mélange, y tremper un doigt et le frotter sur la gencive au niveau de la dent douloureuse.

› Si les maux de dents sont liés à une sinusite, on peut préparer une inhalation : remplir un bol d'eau chaude (non bouillante), y verser quelques gouttes d'huile essentielle de lavande, couvrir le bol et la tête de l'enfant avec une serviette. Quelques minutes d'inhalation le soulageront. Cette opération peut être répétée aussi souvent que nécessaire.

Diarrhée

La diarrhée, très fréquente chez les enfants, est bénigne dans la grande majorité des cas. Elle doit cependant être soignée rapidement si l'on veut éviter ses complications, parmi lesquelles la déshydratation (p. 53).

LES **SYMPTÔMES**

› Des selles liquides et fréquentes sont les symptômes de la diarrhée.

› Les diarrhées peuvent s'accompagner de fièvre.

› Souvent, l'enfant a moins d'appétit et souffre de douleurs abdominales, il a mal au cœur et vomit.

Symptômes liés au mal de dents	Causes possibles	Que faire ?
› Douleur par crises de quelques minutes › Douleur augmentée par les boissons chaudes ou froides	› Carie profonde › Dent cassée pouvant enflammer le nerf	› Consulter le dentiste dans les 24 heures › Soulager la douleur en attendant
› Gencives douloureuses derrière les secondes molaires supérieures	› Sinusite	› Consulter le médecin
› Douleur à l'endroit où un plombage a été posé récemment	› Plombage trop en relief, ou pas lisse	› Consulter le dentiste
› Douleur à l'endroit où un plombage a été posé récemment, seulement lorsque l'enfant mâche du chewing-gum ou boit du liquide froid	› Sensibilité de la dent après la pose d'un plombage	› Consulter si la douleur augmente ou se prolonge
› Douleur continue localisée aux dents du haut et de derrière	› Dent de sagesse essayant de sortir (enfant précoce)	› Consulter le dentiste
› Douleur continue, avec ou sans fièvre	› Abcès dentaire	› Consulter d'urgence un dentiste

› La diarrhée est généralement due à des germes (virus ou bactérie), mais dans la plupart des cas elle disparaît sans recours aux médicaments.

QUE DONNER À BOIRE **À UN ENFANT QUI A LA DIARRHÉE ?**

› L'eau pure est à éviter, sauf si l'enfant consomme en quantité normale des aliments salés. En effet, elle risque de diminuer les quantités de sel dans le sang.

› Si l'enfant refuse de manger, il faut remplacer l'eau par des solutions de réhydratation orales (SRO) vendues en pharmacie (un sachet pour 200 ml d'eau). Elles apportent l'eau, les sels minéraux et le sucre que l'enfant n'assimile plus par les aliments.

› On peut remplacer ces liquides par de la bouillie de riz. On fait cuire 50 à 60 grammes de riz dans une eau non salée, puis on mixe le riz cuit dans un litre d'eau et on ajoute

Symptômes liés à la diarrhée	Causes possibles	Que faire ?
› Mal au ventre, fièvre et vomissements	› Gastro-entérite	› Consulter
› Morceaux de nourriture dans les selles, selles uniformément liquides	› Diarrhée	› Consulter en l'absence d'amélioration en 24 heures
› Diarrhée juste avant un événement perturbant émotionnellement	› Réponse émotionnelle au stress	› Attendre que cela passe !
› Diarrhée après la prise d'un médicament	› Effet secondaire du médicament	› Demander conseil au médecin ou au pharmacien
› Constipation + diarrhée, en même temps	› La diarrhée résulte de la constipation	› Consulter
› Sang rouge dans les selles	› Diarrhée bactérienne	› Consulter
› Température élevée › Soif intense › Vomissements qui se prolongent jusqu'à 12 heures › Somnolence › L'enfant n'a pas uriné depuis six à huit heures › L'enfant refuse de boire pendant six heures	› Déshydratation	› Donner une solution de réhydratation (SRO) avant l'arrivée du médecin

un quart de cuillerée à café de sel et un peu de jus de citron. Cette boisson peut être donnée fréquemment à l'enfant.

› Il faut éviter les boissons sucrées (sodas, jus de fruits…), qui ont tendance à augmenter la diarrhée. La réputation qu'à Coca-Cola d'enrayer les vomissements est vérifiée. Le thé aussi a un effet bénéfique.

FAUT-IL MODIFIER L'ALIMENTATION **EN CAS DE DIARRHÉE ?**

› On peut en principe maintenir une alimentation normale. Il est cependant préférable d'oublier le lait, les fruits et les légumes pendant 24 heures.

› Les aliments très gras ou très sucrés sont à éviter. Les viandes maigres sont à préférer aux viandes grasses, et féculents et yaourts sont recommandés en cas de diarrhée modérée.

› La classique soupe de carottes est en principe assimilée sans problème. Le bouillon de légumes salé est aussi excellent, car le sel permet d'éviter la déshydratation.

› Si la diarrhée s'accompagne de vomissements et d'un refus de se nourrir, on commence toujours par le SRO pendant quelques heures; ensuite, si la situation s'améliore, on pourra reprendre l'alimentation avec des féculents: riz, céréales sans sucre ajouté, pain. Quand la diarrhée aura disparu, on ajoutera ensuite, progressivement: fruits et légumes, puis viande, poisson, œufs; et produits laitiers: lait (de préférence écrémé), beurre, yaourts, fromage...

Énurésie

LE **SYMPTÔME**

On parle d'énurésie lorsqu'un enfant de plus de 4 ou 5 ans urine de façon involontaire. Ce problème touche entre 10 et 16 % des enfants (dont 65 % de garçons).

CE QU'IL **SIGNIFIE**

› Il est très rare que ce trouble soit dû à un mauvais fonctionnement de l'appareil urinaire (malformation, infection urinaire, diabète, spina bifida...). Dans de très nombreux cas, il résulte de perturbations psychologiques qui poussent l'enfant à régresser à un stade antérieur de développement, surtout lorsqu'il s'agit d'une énurésie secondaire, c'est-à-dire quand l'enfant se remet à mouiller son lit alors qu'il a été propre. C'est souvent le cas à la naissance d'un cadet. De multiples facteurs peuvent intervenir. Par exemple, un enfant qu'on a voulu rendre propre de façon trop précoce (avant 2 ans) peut voir là une façon de se venger de l'effort exagéré qu'on lui a imposé. Mais l'énurésie primaire, chez un enfant qui n'a jamais été propre, résulte d'une immaturité du contrôle des sphincters qui va le plus souvent évoluer favorablement.

› L'énurésie nocturne tient parfois à un sommeil profond. Lorsque la vessie est pleine, l'enfant se réveille lentement et donc trop tard.

› Une trop faible production d'hormone antidiurétique durant la nuit peut également être en cause.

› Les facteurs héréditaires ne sont pas négligeables: 70 % des enfants énurétiques ont des antécédents.

QUE FAUT-IL **FAIRE ?**

› Avant tout, il faut dédramatiser! Si l'enfant comprend qu'il n'est pas responsable de cette situation, qui n'est ni exceptionnelle ni définitive, il gardera sa propre estime, indispensable à la guérison. Il faut parler avec lui de son problème, et lui dire que le mal dont il souffre guérit toujours (il n'existe pas, sauf affections très particulières, d'énurésie définitive).

› Remettre des couches à l'enfant est une façon de le conforter dans son désir de régression. Il faut bien au contraire l'aider à prendre en charge son problème : l'habituer à changer de pyjama en cas de nécessité, à défaire son lit le matin pour mettre les draps mouillés dans le panier de linge sale, déposer un pot de chambre près de son lit. Il existe aussi un petit appareil (le pipi-stop) qu'on place dans le slip de l'enfant et qui émet une sonnerie dès les premières gouttes d'humidité. Certains enfants (à partir de 7 ans) l'acceptent bien.

› Si l'énurésie est due à une vessie trop petite, boire régulièrement dans la journée et se retenir un peu avant d'uriner permettra à cet organe d'augmenter de volume. Si le sphincter urinaire est un peu faible, s'entraîner à interrompre volontairement la miction est un très bon moyen de muscler le sphincter.

› Consulter un médecin, qui pourra s'assurer qu'aucune cause médicale n'est à incriminer (infection urinaire, vessie trop petite et/ou immature…). Le traitement de l'énurésie repose sur des médicaments qui renforcent le tonus de la vessie ou reproduisent l'action de l'hormone antidiurétique.

› En cas de perturbations psychologiques, le médecin recommandera de se tourner vers un thérapeute.

ÉVANOUISSEMENTS, *étourdissements*

Du léger vertige qui donne l'impression d'avoir la tête vide à l'évanouissement brutal qui entraîne la chute, les troubles et pertes de conscience sont très divers. Leurs causes le sont également.

À SAVOIR

En cas de crise d'épilepsie, que faire en attendant le médecin ?

› Allonger l'enfant et disposer des coussins autour de lui pour éviter qu'il se blesse.

› Pour lui faciliter la respiration, relâcher ses vêtements.

› Lorsque la crise s'apaise, il faut le mettre en position de récupération : rouler l'enfant sur le côté, placer une de ses mains sous sa tête (celle-ci reposant sur la paume) et tirer l'autre sur le côté. Plier la jambe du dessus, dont on passe le pied au-dessus de l'autre jambe. Recouvrir l'enfant d'une couverture légère.

LES SYMPTÔMES ET **CE QU'ILS SIGNIFIENT**

› L'évanouissement classique résulte d'une chute brutale de la pression sanguine qui entraîne une perte de conscience de courte durée. Elle peut être causée par une émotion, un stress, la chaleur, l'oppression d'une foule.

› Il arrive qu'une inflammation du canal de l'oreille interne perturbe l'équilibre et donne à l'enfant l'impression que tout tourne autour de lui (vertige vrai). Ce problème se traite en principe assez facilement.

› Une autre cause possible à laquelle il est facile de remédier : l'enfant n'a pas mangé depuis très longtemps et se trouve en hypoglycémie, c'est-à-dire que le taux de sucre dans le sang est insuffisant.

› Cette hypoglycémie est fréquente chez les diabétiques. La perte de conscience pouvant conduire à un coma, il est urgent d'appeler une ambulance. En attendant son arrivée, une injection de glucagon peut être pratiquée, et il faut donner à l'enfant un comprimé de glucose dès qu'il reprend conscience.

› Lors d'une crise d'épilepsie, la perte de conscience résulte d'une activité électrique anormale dans le cerveau. L'enfant tombe inconscient sur le sol, ses membres et les traits de son visage se tordent, il mord sa langue. Ses yeux peuvent se révulser, rouler dans toutes les directions ou rester fixes. Son front est chaud et il transpire. Il faut appeler un médecin d'urgence.

LES PREMIERS GESTES **FACE À UN ENFANT ÉVANOUI**

› Avant tout, le placer en position de récupération. On peut cependant lui apporter un relatif confort en plaçant un coussin sous ses jambes.

› Très vite, il faut dégrafer les vêtements qui pourraient le serrer et lui donner de l'air frais. Bien souvent, cela suffit à lui faire reprendre conscience.

› S'il n'a pas perdu conscience ou dès qu'il reprend conscience, il est bon de le rassurer, de lui dire que ce petit malaise n'a rien d'inquiétant.

› Une boisson sucrée ou un petit en-cas permettra d'élever le taux de sucre dans le sang. Mais il ne faut jamais faire avaler de force un liquide ou un aliment quelconque à un enfant inconscient.

› Si après quelques minutes (cinq au grand maximum) l'enfant n'a pas repris conscience, il faut appeler un service médical d'urgence.

es signes alarmants

Évanouissements, étourdissements

Un enfant qui s'évanouit fréquemment doit être conduit chez le médecin. Et il faut appeler d'urgence le SAMU ou les pompiers en présence des signes suivants :

- l'enfant n'a toujours pas repris conscience au bout de trois minutes ;
- sa respiration ralentit ;
- il a une respiration bruyante ou irrégulière ;
- il vomit abondamment et longtemps.

Fièvre

La fièvre est généralement un des premiers symptômes des maladies infectieuses. Sans pour autant provoquer un affolement inutile, elle ne doit pas être négligée car ses causes peuvent aller du simple rhume à des maladies très sérieuses. D'autre part, la fièvre fatigue l'organisme et peut avoir des effets secondaires (convulsions, perte de connaissance…).

COMMENT PRENDRE **LA TEMPÉRATURE**

Se reporter à la partie consacrée au nourrisson, p. 56.

COMMENT FAIRE BAISSER **LA TEMPÉRATURE**

- Le paracétamol est le premier médicament à donner, sous forme de suppositoires si l'enfant vomit. On peut le faire alterner avec de l'ibuprofène en cas de fièvre mal tolérée, en respectant scrupuleusement la posologie selon l'âge de l'enfant et les contre-indications (allergie, varicelle, troubles digestifs importants).
- Contrairement aux idées reçues, il ne faut pas trop couvrir l'enfant, mais au contraire retirer les couvertures très chaudes et l'habiller légèrement. On ajoutera une couverture s'il frissonne, mais on la retirera dès que les frissons s'arrêteront.
- L'enfant doit se reposer dans un endroit au calme, car le mouvement et l'agitation peuvent faire monter la température du corps.
- Sa chambre doit être correctement aérée et pas trop chauffée (18 à 20 °C au maximum).
- S'il transpire, on peut lui passer sur le visage, la nuque et les mains un gant de toilette trempé dans l'eau tiède. On peut également lui donner un bain à une température inférieure de 2 °C à celle de son corps.

Symptômes liés à la fièvre	Causes possibles	Que faire ?
› Fièvre après exposition au soleil ou séjour dans une pièce très chauffée	› Coup de chaleur	› Appeler le médecin si les mesures prises sont inefficaces
› Fièvre + mal à la gorge + refus de nourriture solide	› Angine	› Consulter en l'absence d'amélioration en 24 heures
› Fièvre + toux + nez qui coule + respiration normale	› Refroidissement › Grippe	› Consulter en l'absence d'amélioration en 48 heures
› Fièvre + toux + nez qui coule + respiration bruyante	› Asthme (surinfecté) › Bronchite	› Consulter
› Fièvre + toux + nez qui coule + respiration rapide	› Pneumonie	› Appeler le médecin immédiatement
› Fièvre + vomissements + diarrhée éventuellement	› Gastro-entérite	› Consulter dans les 24 heures
› Fièvre + envie fréquente d'uriner, avec une sensation de brûlure	› Infection urinaire	› Consulter dans les 24 heures
› Fièvre + gonflement sous les oreilles et de chaque côté des mâchoires	› Oreillons	› Consulter dans les 24 heures
› Fièvre + oreilles douloureuses + l'enfant se réveille la nuit en pleurant	› Inflammation de l'oreille moyenne (otite)	› Consulter dans les 24 heures
› Fièvre + nuque raide + mal à la tête + somnolence anormale + irritabilité + refus de la lumière	› Méningite	› Appeler le médecin d'urgence, ou conduire l'enfant à l'hôpital. Si, en plus, plaques rouges qui ne disparaissent pas à la pression : appeler le SAMU

› Il faut lui donner à boire afin de prévenir tout risque de déshydratation, on lui donnera à boire.

Gorge *(mal de)*

Voir Toux.

Grosseurs

Voir Bosses.

Migraine

Voir Tête (mal de).

Les signes alarmants

Fièvre

Il faut appeler le médecin toutes les fois que la fièvre s'accompagne des symptômes suivants :

- Vomissements et diarrhée qui se prolongent.
- Mal d'oreille persistant.
- Fièvre qui monte et descend pendant plusieurs jours.
- Pleurs excessifs, irritabilité, confusion.
- Perte importante de l'appétit.
- Pâleur extrême, teint grisâtre, appeler le SAMU.
- Inactivité anormale, grande difficulté à se réveiller, appeler le SAMU.
- Convulsions, appeler le SAMU.
- Difficulté à respirer.
- Raideur de la nuque.
- Éruptions cutanées.
- Mal de tête intense.
- Mal de gorge persistant.
- Maux d'estomac.
- L'enfant n'a pas uriné depuis huit heures.
- Petits points violacés sur la peau, appeler le SAMU.

Oreilles *(mal aux)*

Voir aussi Audition (troubles de l').

La plupart du temps, des oreilles douloureuses sont des oreilles enflammées, voire infectées. Chez les jeunes enfants, les trompes d'Eustache (qui relient par l'intérieur les oreilles au nez et à la gorge) sont courtes. L'infection s'y propage donc assez facilement.

COMMENT SOULAGER **LA DOULEUR**

- Le paracétamol est un calmant de la douleur, mais attention : il faut veiller à ne pas dépasser la dose.
- Un remède de nos grands-mères consiste à remplir une bouillotte d'eau chaude (ou une bouteille entourée d'une serviette) et à l'appliquer contre le côté douloureux.
- Le fait d'être allongé trop à plat accentue la douleur. Mieux vaut redresser l'enfant contre des oreillers.

Symptômes liés au mal d'oreille	Causes possibles	Que faire ?
› Douleur légère	› Présence d'un corps étranger dans l'oreille (insecte, perle…)	› Essayer de le retirer › Consulter si on n'y parvient pas
› Légère douleur pendant ou après un voyage en avion	› Barotraumatisme de l'oreille moyenne	› Soulager la douleur › Consulter si elle persiste
› Écoulement + difficulté à entendre	› Inflammation de l'oreille moyenne	› Soulager la douleur › Consulter dans les 24 heures
› Légère douleur si on tire le lobe de l'oreille	› Eczéma › Inflammation de l'oreille externe	› Soulager la douleur › Consulter dans les 24 heures
› Écoulement + pas de réaction particulière si on tire le lobe de l'oreille	› Inflammation de l'oreille moyenne	› Soulager la douleur › Consulter dans les 24 heures
› Douleur forte + fièvre + rhume	› Inflammation de l'oreille moyenne	› Soulager la douleur › Faire baisser la température › Consulter dans les 24 heures
› Bouton rouge dans l'oreille	› Furoncle dans le canal externe	› Soulager la douleur › Consulter dans les 24 heures
› Douleur forte + pas de bouton rouge + pas de fièvre	› Inflammation de l'oreille externe	› Soulager la douleur › Consulter dans les 24 heures

› Ne pas mettre de gouttes dans une oreille douloureuse qui coule, sauf avis contraire du médecin.

PRÉCAUTIONS À PRENDRE POUR **UN ENFANT AUX OREILLES SENSIBLES**

› Veiller à ce qu'il se sèche bien les oreilles après le bain (en piscine ou à la mer).

› Ne pas sécher ses cheveux avec un séchoir trop chaud.

› Faire vérifier son audition.

PEAU *(problèmes de)*

LES **DÉMANGEAISONS**

Les causes des démangeaisons sont très diverses, des allergies aux parasites en passant par les maladies

Affections	Aspects de l'éruption
› Roséole	› Petites taches rosées sur le tronc après 3 à 5 jours de fièvre isolée
› Rougeole	› Plaques rouges sur le visage et à la tête, qui gagnent progressivement tout le corps + fièvre + toux
› Rubéole	› Petites taches rosées sur le cou et le visage, qui se répandent sur tout le corps en 24 heures + fièvre modérée et inconstante
› Scarlatine	› Le 2e jour de la maladie : petites taches rouges écarlates très rapprochées et légèrement saillantes, aux aisselles, aux plis de l'aine, puis sur les membres, le tronc et le visage › La bouche est épargnée, c'est pourquoi on parle de « masque de la scarlatine » › L'éruption touche également les muqueuses de la bouche (mais non la langue, qui, elle, prend la couleur d'une framboise)
› Varicelle	› Petites taches roses de 2 à 3 mm de diamètre, généralement sur le thorax et à la racine des cheveux, puis partout › Elles se transforment rapidement en minuscules cloques, remplies d'un liquide transparent parfois entourées d'un léger cercle rouge (les vésicules) qui s'étendent au buste, aux jambes et aux bras › Les paumes des mains et les plantes des pieds sont épargnées

éruptives. Lorsqu'elles sont intenses, l'enfant ne peut s'empêcher de se gratter, ce qui risque d'ouvrir la porte aux infections.

PIQÛRES D'INSECTES : DANS QUEL CAS **FAUT-IL CONSULTER LE PÉDIATRE ?**

› L'enfant a été piqué dans la bouche (extrême urgence).
› On n'a pas pu retirer le dard.
› Il a de la fièvre.
› L'emplacement de la piqûre se met à enfler le lendemain de la piqûre.
› Le bouton s'infecte (il devient rouge, chaud, douloureux et purulent…).

Pieds *(problèmes de)*

Les problèmes de pieds les plus courants apparaissent lorsque l'enfant est mal chaussé ou a fait une chute. Il faut y ajouter les problèmes superficiels (verrues plantaires, pied d'athlète), particulièrement douloureux sur une partie du corps subissant des frottements. Aucun de ces petits ennuis n'est véritablement sérieux. Mais il faut consulter si l'enfant souffre ou s'il a du mal à marcher.

COMMENT SE DÉBARRASSER **DES VERRUES PLANTAIRES ?**

› Les verrues plantaires sont des callosités dures situées sur les plantes

Symptômes liés aux problèmes de peaux	Causes possibles
› Démangeaisons + plaques de peau sèche + rougeurs + éventuellement gonflements, plaques suintantes	› Eczéma (souvent d'origine allergique)
› Démangeaisons + plaques rouges et gonflées avec un centre plus clair, qui gonflent plus ou moins, disparaissent pour réapparaître ailleurs… › L'ensemble des symptômes ressemble à ceux d'une piqûre d'ortie	› Urticaire (souvent d'origine allergique)
› Démangeaisons entre les orteils ou sur les plantes des pieds	› Pied d'athlète (mycose)
› Démangeaisons dans la zone anale	› Oxyures (parasites)
› Démangeaisons sur le crâne	› Pellicules › Poux
› Démangeaisons dans la zone génitale (fille)	› Mauvaise hygiène › Infection du vagin › Grive vaginale (mycose) › Vulvo-vaginite
› Démangeaisons sur une zone étendue, après avoir porté un vêtement en laine ou en tissu synthétique	› Peau sensible
› Démangeaisons entre les doigts, sur et autour des testicules, à la taille, aux aisselles, entre les fesses › Démangeaisons plus fortes la nuit › Sillons grisâtres de 5 à 10 mm de long, sinueux, creusés dans la peau	› Gale
› Démangeaisons et fourmillements dans la bouche et la gorge + gonflement de la bouche et de la gorge + respiration difficile + transpiration + fatigue intense	› Œdème de Quincke

Que faire ?
› Utiliser un savon surgras pour la toilette › Crèmes hydratantes › Huiles émollientes dans l'eau du bain › Laver le linge avec un savon de Marseille, éviter les adoucissants et rincer soigneusement › Le linge ne doit pas être rêche, et les lainages sont à éviter › Consulter si les lésions ne disparaissent pas après une semaine de traitement. Le pédiatre peut prescrire une pommade à la cortisone contre les démangeaisons
› Sirop antiallergique + crèmes à la cortisone › Bains à l'avoine › Ces traitements ne provoquent qu'un soulagement temporaire mais n'éliminent pas la cause › Intervenir en urgence si le gonflement gagne l'intérieur de la bouche (œdème de Quincke), causant une difficulté à avaler et à respirer et une petite toux
› Consulter s'il n'y a pas d'amélioration à la fin du traitement
› Consulter
› Voir CHEVEUX (problèmes de), p. 89
› Voir APPAREIL GÉNITAL (problèmes de l'), p. 80
› Utiliser une poudre à laver spéciale pour les peaux sensibles › Faire porter à l'enfant un vêtement de coton entre la laine et la peau ou entre le tissu synthétique et la peau
› Consulter
› SAMU ou pompiers

des pieds. Elles sont d'origine virale (on dénombre une soixantaine de virus déclencheurs !). Extrêmement contagieuses, elles s'attrapent en général en marchant pieds nus dans des lieux publics (piscines...). Elles sont souvent très douloureuses du fait que la plante des pieds supporte tout le poids du corps.

› Il ne faut pas gratter une verrue plantaire, au risque de la faire s'étendre.

› Les pommades ou crèmes à base d'acide salicylique ou lactique, qui débarrassent la peau de ses couches superficielles, peuvent permettre de faire disparaître les verrues. Il faut les manipuler avec précaution en protégeant la peau saine (par un pansement).

› Le traitement par cryothérapie (le froid) est efficace mais il y a un taux de récidive élevé. Il se fait en cabinet médical, mais certains produits sont en vente en pharmacie.

› Le jus, ou sève, de chélidoine peut se révéler efficace, bien qu'on n'ait aucune preuve scientifique que cette plante possède de réelles vertus curatives.

› Il n'est pas inutile de rappeler aux enfants de bien s'essuyer les espaces entre les doigts de pieds après la toilette et la piscine (les verrues adorent l'humidité), et de ne pas marcher pieds nus dans les lieux publics.

COMMENT SOIGNER **UNE AMPOULE ?**

L'ampoule se présente comme une petite poche remplie d'un liquide transparent, qui apparaît à la suite du frottement répété de la chaussure contre les orteils ou le talon.

› Il est préférable de ne pas percer les ampoules, car elles sont plus douloureuses lorsque la chair est à nu.

› On trouve dans toutes les pharmacies des pansements spéciaux pour ampoules. Posés sur une ampoule non percée, ils lui permettent de se résorber sans douleur.

› En revanche, les ampoules qui ne sont pas remplies de pus incolore mais de sang doivent être percées. Il ne faut pas retirer toute la peau, mais faire un petit trou par lequel on pourra faire s'écouler le sang. Puis on désinfecte et on pose un pansement pour protéger la zone douloureuse.

› L'idéal est évidemment de ne pas attraper d'ampoule ! C'est malheureusement difficile à éviter lorsqu'on porte pour la première fois des chaussures neuves. Lorsqu'un enfant attrape souvent des ampoules au même endroit, on peut bien sûr lui mettre en prévention un pansement pour ampoules. Mais le mieux est de laisser la peau fabriquer peu à peu de la corne qui lui assurera une bonne protection.

Symptômes liés aux problèmes de pieds	Causes possibles	Que faire ?
› Marche douloureuse mais possible	› Muscle froissé ou étiré › Ligament étiré	› Consulter si la douleur est forte
› Pieds douloureux uniquement lorsque l'enfant porte des chaussures	› Chaussures inadaptées au pied	› Changer de chaussures !
› Pied douloureux seulement lorsque l'enfant s'appuie dessus	› Verrue plantaire	› Voir p. 103
› Démangeaisons et peau qui pèle	› Pied d'athlète	› Voir ci-dessous
› Pied et/ou orteils gonflés après blessure ou chute	› Infection d'une coupure › Corps étranger (écharde, épine)	› Enlever le corps étranger avec une pince à épiler stérilisée › Désinfecter, poser un bandage souple et stérile › Élever et soutenir le pied pour atténuer la douleur
› Douleur sans raison apparente, qui s'intensifie à la marche	› Pieds plats	› Consulter
› Pieds douloureux après blessure ou chute + grande difficulté à marcher	› Os fracturé (cheville, orteil)	› Conduire l'enfant aux urgences, en ambulance s'il ne peut pas marcher

QU'EST-CE QUE **LE PIED D'ATHLÈTE ?**

C'est le nom donné à une mycose des pieds qui provoque des démangeaisons et des picotements, parfois une véritable douleur. Très rapidement, la peau devient grisâtre, voire blanche, et se met à peler.

› Il existe des poudres, des sprays et des gels antifongiques à appliquer sur les pieds lavés et totalement secs. Les comprimés ne sont généralement donnés que sur prescription médicale.

› Il faut s'armer de patience car les résultats ne sont pas immédiats. Cependant, il est plus prudent de consulter si on ne constate aucune amélioration après la durée normale du traitement (entre une semaine et un mois selon le produit utilisé) ou encore si un ongle est atteint par la mycose.

› Comme pour les verrues plantaires, il est recommandé de ne pas marcher pieds nus dans les lieux publics, surtout humides, de bien sécher l'espace entre les orteils après le bain et d'éviter les chaussures favorisant la transpiration.

› Les mycoses étant extrêmement contagieuses, les vêtements qui ont été en contact avec les zones touchées doivent être lavés à plus de 60 °C, voire avec un produit antifongique.

› Enfin, il faut prendre soin de bien désinfecter les blessures et de soigner les cors, qui peuvent favoriser le développement des mycoses.

Pipi *au lit*

Voir Énurésie.

Piqûre

PEUT-ON ÉVITER **LES PIQÛRES D'INSECTES ?**

› Une piqûre d'insecte provoque une boursouflure rouge, et la sensation de démangeaison ou de brûlure peut être intense. Mais il y a plus grave : les piqûres de certains insectes (guêpes, abeilles, frelons...) peuvent provoquer une réaction allergique parfois très grave, voire mortelle.

› Le choc anaphylactique, qui rend la respiration difficile, provoque nausées, vomissements et éruption cutanée et nécessite une intervention médicale d'urgence.

› Le meilleur moyen de ne pas faire courir de risques aux enfants est bien sûr d'éviter les insectes ! Autrement dit, il faut se tenir à l'écart des endroits où ils aiment se cacher : arbres fruitiers, arbres creux, murs, arbustes, buissons, haies, pneus de voiture, tas de bûches ou de pierres, trous dans le sol, tables de pique-nique bien garnies, soit presque tout ce qu'ils adorent explorer !

› Parfums et savons parfumés sont à éviter car ils attirent les insectes.

› Il existe de nombreux gels (en principe à ne pas employer avant 15 ans), sprays et lotions vendus en pharmacie et qui déposent sur la peau un film répulsif pour les insectes. Mais en général on ne peut les utiliser pour les enfants de moins de 2 ans, car leur peau, encore très fine, risquerait d'être irritée.

› Ne restent alors que les solutions plus classiques : utiliser une moustiquaire et couvrir le bébé de vêtements légers même s'il fait chaud.

QUE FAIRE **APRÈS LA PIQÛRE ?**

› Glaçons, aspirine, antihistaminiques et lotion de calamine apaisent la sensation douloureuse. On peut aussi fabriquer une pâte en ajoutant quelques gouttes d'eau à du bicarbonate de soude.

› Pour les piqûres de moustiques : il existe des crèmes pour apaiser la démangeaison, mais attention, certaines sont réservées aux adultes.

› En cas de piqûre de guêpe ou d'abeille, il faut :
– retirer le dard avec une pince à épiler,
– désinfecter,
– puis appliquer une compresse d'eau glacée ou un glaçon pour calmer la douleur et empêcher la propagation du venin.

› On peut étaler ensuite une pommade calmante antiseptique.

› Des suppositoires antidouleur sont disponibles en pharmacie.

› En cas d'allergie au venin de guêpe, d'abeille ou de frelon, il est indispensable d'avoir toujours sur soi une seringue d'adrénaline auto-injectable (épinéphrine).

› Les tiques qui se plantent dans la peau doivent être retirées avec une pince à épiler. Il faut tirer bien droit pour éviter de laisser la tête ou des parties de la bouche.

Plaies

Écorchures, ampoules qui éclatent, échardes… les occasions de se faire de petites plaies ne manquent pas ! Elles doivent être traitées impérativement avec soin et le plus rapidement possible pour éviter tout risque d'infection.

› Avant tout, nettoyer la plaie avec de l'eau et du savon.

› Vérifier qu'aucun corps étranger (grain de sable, petit caillou, écharde) n'y est resté.

› Désinfecter avec une solution antiseptique (en spray, en liquide ou en pommade). Il en existe qui ne piquent pas !

› Un pansement absorbera les sécrétions et évitera que la plaie soit en contact avec des agents microbiens. Mais mieux vaut le retirer, sans l'arracher, pendant la nuit pour laisser la plaie à l'air libre au lieu de la maintenir dans l'humidité. On peut utiliser des pansements tout prêts pour les petits bobos. Pour les plus grandes surfaces, gaze stérile et sparadrap pourront être découpés sur mesure.

Respiratoires *(problèmes)*

Voir aussi Toux.

Tout problème respiratoire doit être pris en compte et suivi de très près. Il peut être symptomatique d'une maladie sérieuse (pneumonie, asthme sévère, bronchiolite). Une intervention rapide est indispensable :

- lorsque l'enfant somnole de façon inquiétante ;
- lorsqu'il est incapable de parler ou de produire un son normalement ;
- lorsque ses lèvres et/ou sa langue pâlissent ou deviennent bleues.

COMMENT PRENDRE **LE POULS D'UN ENFANT ?**

Il s'agit de palper une artère pour percevoir le rythme du flux sanguin, (le rythme cardiaque). À chaque contraction du cœur (ou systole), la pression artérielle augmente et l'artère gonfle. On sent ce gonflement lorsqu'on applique le doigt contre l'artère.

- Il est préférable que l'enfant se repose un peu avant la prise du pouls.
- Appuyer avec les doigts, à travers la peau, sur une artère. Il ne faut pas utiliser le pouce, car l'artère qui passe à son extrémité bat également, ce qui pourrait perturber les sensations. Le côté choisi est indifférent, car le pouls est le même à droite et à gauche.

Rougeurs

Voir aussi Boutons, Fièvre et Piqûre.

PEUT-ON PRÉVENIR **LES COUPS DE SOLEIL ?**

Nul n'ignore aujourd'hui les effets néfastes d'expositions trop fréquentes au soleil (dessèchement et vieillissement de la peau, cancer…). Il faut très tôt protéger l'enfant contre les méfaits du soleil, car ses effets sont cumulatifs. À partir de deux coups de soleil graves durant l'enfance ou l'adolescence, le risque de cancer de la peau augmente considérablement.

- Il faut veiller sur les enfants qui ont la peau très claire, qui ont des antécédents familiaux de cancer de la peau, et sur ceux qui pratiquent beaucoup d'activités au grand air ; ceux qui ont beaucoup de grains de beauté sont aussi plus fragiles. Quelques règles doivent être respectées :
- éviter l'exposition durant les heures de soleil intense (entre 11 heures et 15 heures), et pendant de longues

À SAVOIR

Comment soulager une crise d'asthme ?

- Il faut rester calme, rassurer l'enfant et éloigner les autres personnes.
- Mettre l'enfant assis, le dos légèrement incliné contre une table, ses bras et coudes posés à plat sur les genoux.
- On fera aussi rapidement que possible respirer par l'enfant quatre ou cinq bouffées de son aérosol habituel (broncho-dilatateur), soit directement, soit par l'intermédiaire d'une chambre d'inhalation.

Symptômes liés aux problèmes respiratoires	Causes possibles	Que faire ?
› Respiration rapide + fièvre + toux	› Pneumonie › Bronchiolite	› Appeler le médecin en urgence › En attendant l'arrivée du médecin, aider l'enfant à respirer (voir p. 133)
› Épisodes répétés de respiration brève, sifflante + toux nocturne	› Asthme	› Appeler immédiatement le médecin si la difficulté à respirer augmente. › En attendant, aider l'enfant à respirer (voir p. 133)
› Difficulté subite à respirer	› L'enfant a inhalé un corps étranger	› Appeler d'urgence une ambulance
› Respiration pénible + toux + plaques rouges sur la peau + démangeaisons, brûlures et fourmillements dans la bouche et la gorge + nausées + crampes abdominales + transpiration + fatigue intense	› Choc anaphylactique	› SAMU ou pompiers
› Un ou plusieurs signes alarmants (voir ci-dessus) chez un enfant ayant déjà eu des crises d'asthme	› Crise d'asthme sévère	› Appeler d'urgence une ambulance › En attendant, soulager la crise au mieux (voir p. 110)
› Un ou plusieurs signes alarmants (voir ci-dessus) chez un enfant n'ayant pas d'asthme déclaré	› Bronchiolite › Pneumonie › Asthme	› Appeler d'urgence une ambulance › En attendant, aider l'enfant à respirer (voir p. 109)
› Respiration bruyante + voix rauque ressemblant à un aboiement	› Faux croup (infection virale de la gorge et des cordes vocales)	› Appeler immédiatement le médecin

périodes ;

› éviter de rester immobile longtemps ou en position horizontale ;

› faire jouer les enfants de préférence dans des zones ombragées ;

› ne jamais laisser un bébé ou un enfant dormir au soleil ;

› se méfier du temps brumeux, qui peut laisser passer jusqu'à 80 % des rayons ultraviolets ;

- appliquer un écran solaire suffisamment fort (au moins 30) et très fréquemment (au moins toutes les deux heures et après chaque baignade), en protégeant en priorité visage, nez, oreilles, cou, épaules, dos et dessus des pieds;
- protéger les lèvres, surtout la lèvre inférieure;
- faire porter aux enfants un vêtement léger et sec s'ils doivent rester longtemps au soleil, un chapeau à large bord et des lunettes de soleil de bonne qualité;
- ne pas oublier que le sable, la neige et l'eau renvoient jusqu'à 85 % des rayons nocifs du soleil;
- faire boire suffisamment.

COMMENT SOULAGER L'ENFANT **APRÈS UN COUP DE SOLEIL ?**

- Un violent coup de soleil peut faire monter la température. On peut alors donner à l'enfant du paracétamol ou de l'aspirine.
- Il est important que l'enfant boive abondamment car un coup de soleil entraîne une déshydratation.

Les compresses froides et la glace calment les brûlures. On trouve également en pharmacie des crèmes et des gels à base de menthol ou d'aloès (attention, ne pas les utiliser chez le jeune enfant, mais appliquer plutôt de la Flammazine).

- Un autre moyen de soulager l'enfant: le bain tiède ou froid. De la farine d'avoine ajoutée à l'eau du bain hydrate la peau et apaise les démangeaisons. Après le bain, étaler sur la peau abîmée une crème hydratante non parfumée (si possible sortie du réfrigérateur).
- Il arrive que des cloques se forment sur la peau (brûlures du 2e degré). Si elles ne sont pas trop grosses, mieux vaut ne pas y toucher. En tout cas, si on les perce (avec une aiguille désinfectée), il ne faut surtout pas retirer la peau qui les recouvre, mais simplement presser légèrement la cloque pour faire sortir le liquide.

SELLES *anormales*

Voir aussi CONSTIPATION et DIARRHÉE.

- Des selles anormales sont souvent la conséquence sans gravité d'un changement de régime alimentaire (vacances, séjour dans une autre famille, repas pris à la cantine).
- La couleur et la consistance des selles peuvent alors se modifier, mais le changement est de courte durée.
- En revanche, si les selles anormales se prolongent plus de quelques jours et/ou si elles s'accompagnent d'autres symptômes, il est préférable de consulter.

Somnolence

QUELLES SONT **LES CAUSES POSSIBLES ?**

› Un enfant qui somnole dans la journée est peut-être tout simplement un enfant qui ne dort pas assez la nuit. La raison peut être toute simple (il partage la chambre d'un aîné et tous deux discutent jusqu'à des heures indues) ou plus complexe (anxiété, stress, problèmes affectifs…).

› Une maladie, même bénigne, peut perturber le sommeil. La guérison amènera ou précédera de peu un retour à la normale.

› Certains médicaments, comme les antihistaminiques, peuvent provoquer une somnolence pendant la journée. Le médecin dira si l'enfant peut sans inconvénients cesser de prendre ce médicament ou si on peut le remplacer par un autre, qui ne déclenche pas les mêmes effets. Cet effet sur le sommeil est au contraire parfois recherché avec ce type de médicaments.

› La somnolence devient anormale, voire inquiétante, si l'enfant a un nombre suffisant d'heures de sommeil. Elle peut alors être un symptôme de maladie grave (méningite…) ou de prise d'un médicament toxique.

Tête *(mal de)*

LES **SYMPTÔMES**

› Les maux de tête (ou céphalées) sont fréquents chez les enfants et n'ont généralement rien d'inquiétant.

› La véritable migraine se traduit par les mêmes symptômes chez les

Symptômes liés aux selles anormales	Causes possibles	Que faire ?
› Selles très claires, peu après une diarrhée ou des vomissements	› Suites d'une gastro-entérite	› Consulter si l'enfant se sent mal ou s'il n'y a pas d'amélioration au bout de quelques jours
› Selles très claires + urine foncée + blanc de l'œil jaune	› Hépatite	› Consulter dans les 24 heures
› Selles très claires, flottantes, d'odeur fétide	› Indigestion › Allergie alimentaire	› Consulter
› Sang dans les selles	› Gastro-entérite › Fissure anale	› Consulter dans les 24 heures
› Selles liquides	› Diarrhée	› Voir Diarrhée, p. 93

les signes alarmants

Somnolence

L'enfant reste inconscient pendant au moins trois minutes.

› Sa respiration est irrégulière, lente ou rapide.

› Il a du sang dans le nez ou les oreilles.

Dans tous ces cas, appelez le SAMU (15 ou 112).

› Sa température dépasse 39 °C (il faut alors la faire descendre le plus rapidement possible).

› Cette somnolence anormale accompagne une diarrhée. L'enfant souffre peut-être de déshydratation : il faut le faire boire et appeler le médecin en urgence.

› La nuque est raide, l'enfant a mal à la tête et vomit : ces symptômes sont caractéristiques d'une méningite ; il faut conduire l'enfant à l'hôpital sans perdre une minute.

S'il a en plus des plaques rouges sur la peau qui ne s'effacent pas à la pression : urgence extrême (purpura fulminans), appelez le 15 ou le 112 (portable).

› L'enfant a très soif, urine beaucoup, est fatigué : il souffre peut-être de diabète sucré. Il faut appeler un médecin sans tarder.

enfants que chez les adultes : douleur violente d'un côté de la tête, nausées, troubles visuels, gêne à la lumière, besoin d'obscurité et de silence. Un enfant qui pleure parce qu'il a très mal à la tête et qui cesse de jouer pour aller s'isoler au calme dans sa chambre ou dans une pièce sombre souffre probablement d'une crise de migraine. Nausées, vomissements et troubles de la vue (objets déformés, points lumineux, éclairs…) sont des indices supplémentaires. Chez les plus jeunes (entre 6 et 10 ans), les nausées sont parfois absentes et les troubles de la vue sont rares. Chez les enfants, les crises durent généralement deux à trois heures (chez les adultes jusqu'à douze heures).

CE QU'ILS **SIGNIFIENT**

Les causes des maux de têtes ordinaires peuvent être diverses.

› Troubles de la vue (hypermétropie, astigmatisme, défaut de parallélisme…) ; les céphalées débutent alors souvent en fin d'après-midi, après que l'accommodation réalisée pour regarder au tableau ou écrire dans un cahier a fatigué l'enfant. Un examen par un ophtalmologiste est alors nécessaire.

› Sinusites : la douleur se situe dans

la plupart des cas au milieu du front ; elle est soulagée temporairement par l'application d'un gant de toilette imbibé d'eau chaude et nécessite souvent des antibiotiques.

› Problèmes dentaires (petit abcès, mauvaise poussée dentaire).

› Faim et soif sont également des causes possibles.

› Au registre de l'alimentation, une allergie alimentaire peut être responsable de violents maux de tête.

› Problèmes psychologiques : c'est le cas des migraineux, qui sont souvent des enfants émotifs et anxieux ayant du mal à s'endormir le soir.

› La cause véritable des migraines n'est pas réellement connue. On ne peut que noter les facteurs qui déclenchent les crises, variables selon les enfants et parfois chez le même enfant : bouffées d'angoisse, fatigue, modification brutale de température, ingestion de certains aliments (chocolat, fromage, poisson, charcuterie, certains fruits et certains légumes…), perturbations affectives…

COMMENT PRÉVENIR **LES MAUX DE TÊTE ?**

Bien des facteurs favorisant les maux de tête peuvent être supprimés par le simple fait d'adopter un mode de vie sain.

› Un bon sommeil est indispensable. Cela implique non seulement un nombre d'heures suffisant, mais la régularité des horaires de lever et de coucher.

› Des moments de détente sont indispensables, en particulier le soir avant le coucher (pas d'émissions de télévision tardives !). Un enfant qui est en permanence soumis au stress en souffre tout autant qu'un adulte.

› L'alimentation joue également un rôle. Certains aliments, qui ont la réputation de déclencher des maux de tête, doivent être consommés avec modération : chocolat, glaces, agrumes (citrons, oranges…), tomates, aliments très gras.

› L'importance de l'activité physique est capitale, car elle permet d'atténuer les tensions et de diminuer l'anxiété, de faciliter la circulation sanguine et l'oxygénation des organes et des muscles.

› Dans le cas où l'on soupçonnerait une allergie alimentaire (apparition brutale et sans cause apparente du mal de tête, avec démangeaison à l'intérieur de la bouche, picotements au niveau du palais et de la luette et/ou gonflement des lèvres), noter avec soin ce que l'enfant vient de manger. En comparant les circonstances des différentes crises, on parviendra à déterminer l'aliment à éviter.

les signes alarmants

Mal de tête

- Un mal de tête qui dure plus de trois jours n'est pas une migraine. Il est impératif de chercher à en déterminer la cause.
- Une douleur violente et brutale à la tête doit être considérée comme une urgence. Il faut consulter sans attendre.
- Un mal de tête après un traumatisme crânien justifie une surveillance rapprochée. Si le choc a fait perdre connaissance à l'enfant, il faut le conduire immédiatement aux urgences.
- Un mal de tête s'accompagnant de fièvre et de somnolence peut être dû à une infection du système nerveux central provoquant une encéphalite (inflammation du cerveau) ou une méningite (inflammation des méninges). Dans ce cas, la nuque est raide, l'enfant a des nausées et refuse de boire. Il doit être examiné de toute urgence.
- Un mal de tête persistant ou qui s'aggrave, surtout s'il est présent dès le matin, et s'accompagne d'autres signes tels que nausées, vertiges, troubles visuels, apparus récemment, nécessite un examen radiologique dans les jours qui suivent (scanner cérébral ou IRM).

COMMENT SOULAGER **UN MAL DE TÊTE ?**

- On peut donner du paracétamol, en adaptant la posologie à l'âge de l'enfant.
- Des compresses froides appliquées sur le front apportent souvent un soulagement immédiat. En cas de mal de tête lié à une sinusite, les compresses chaudes sont plus efficaces.
- Un massage relaxant, pour détendre les muscles des épaules et du cou, peut aider à chasser la douleur. Dans certains cas rebelles, le recours à un ostéopathe peut être bénéfique.
- Le repos dans une pièce calme et dans la pénombre est indispensable. Si l'enfant parvient à s'endormir, il y a toutes les chances pour qu'au réveil la céphalée ait disparu.
- Si le mal de tête vient de ce que l'enfant a faim, une boisson au lait, quelques biscuits pas trop gras (de préférence complets), une banane feront monter le taux de sucre dans le sang et supprimeront la douleur. Un enfant sujet aux maux de tête lorsqu'il a faim devrait toujours avoir dans son sac un petit en-cas sucré pour la récréation.

› Si la soif est en cause, un bon verre d'eau sera le meilleur remède. La caféine pouvant donner mal à la tête, mieux vaux éviter le Coca-Cola.

Tonus *(manque de)*

Voir Somnolence.

Toux

Chez l'enfant comme chez le nourrisson, il existe différentes formes de toux. Savoir les reconnaître est important car certaines d'entre elles sont les symptômes de problèmes sérieux (asthme, pneumonie…).

LES DIFFÉRENTS **TYPES DE TOUX**

Voir p. 71, dans le chapitre consacré au bébé, le descriptif des différentes formes de toux et le tableau de la page 119.

› Une toux qui s'aggrave la nuit peut être un équivalent d'asthme, mais aussi un simple rhume. La position allongée entraîne un écoulement dans la gorge des sécrétions du nez et des sinus, déclenchant une toux.

› Une toux plus gênante le jour et se calmant pendant les périodes de repos peut être causée par une allergie ou par une infection. Si elle persiste ou si elle est due à une allergie, il est recommandé de consulter le médecin.

QUELQUES **REMÈDES NATURELS**

› Le thym favorise la fluidification des mucus, et donc leur évacuation. Une infusion de thym bien chaude prise au coucher aidera l'enfant à passer une nuit paisible. On peut lui en donner aussi souvent qu'il l'accepte au cours de la journée.

› Les huiles essentielles d'eucalyptus et de menthe sont également des sédatifs de la toux (attention : à ne pas utiliser chez le jeune enfant). On peut mettre quelques gouttes de l'une de ces deux huiles dans un bol d'eau chaude. On recouvre d'une serviette le bol et la tête de l'enfant afin que celui-ci respire la vapeur pendant quelques minutes.

› L'eucalyptus peut également se prendre en infusion.

COMMENT SOULAGER **UN ENFANT QUI TOUSSE ?**

› Il faut avant tout éviter qu'il respire un air trop sec, car l'humidification des voies respiratoires favorise l'expectoration des sécrétions. On veillera donc à ne pas trop chauffer la chambre de l'enfant et, si l'on dispose de radiateurs, on peut suspendre devant une serviette mouillée. Dans le cas contraire, et si un enfant est sujet aux quintes de toux rebelles, on peut se procurer un humidificateur. Une douche chaude et assez

les signes alarmants

Toux

Il est essentiel de les reconnaître car leur présence nécessite le recours en urgence à un professionnel de la santé.

- Respiration très rapide (40 à 50 respirations par minute).
- La peau se creuse entre les côtes à chaque inspiration.
- L'enfant a du mal à respirer et est très agité lorsqu'il est allongé.
- L'enfant bave beaucoup.
- Il étire son cou pour respirer.
- Il est très pâle et ses lèvres sont blêmes.

longue avant le coucher est un autre moyen d'humidifier les sécrétions.

- Certaines boissons peuvent être proposées à l'enfant avant le coucher : eau chaude ou lait chaud au miel, infusions… De toute façon, il est indispensable que l'enfant boive suffisamment, car les sécrétions doivent rester liquides et il faut éviter que les voies respiratoires soient trop sèches.
- La respiration sera facilitée si l'enfant dort avec la tête bien surélevée (il suffit de placer un petit coussin sous l'oreiller).
- Placer à portée de la main de l'enfant un verre d'eau fraîche qui le soulagera en cas de quinte la nuit.
- Les médicaments contre la toux ne doivent pas être donnés au hasard. Une toux grasse et productive, par exemple, ne doit pas être bloquée par un antitussif, car les mucosités ne pourraient alors être libérées. Il est donc important de connaître la cause de la toux avec certitude avant de la traiter par des médicaments. Et il ne faut jamais donner de pastille contre la toux à un enfant de moins de 4 ans, car il pourrait s'étouffer.

Ventre *(mal au)*

Quel enfant ne s'est jamais plaint de mal au ventre ? Ce terme général peut recouvrir toutes sortes de problèmes, du plus bénin au plus inquiétant.

DIFFÉRENTES CAUSES **POSSIBLES**

- Les gastro-entérites sont fréquentes chez les enfants.
- La constipation peut déclencher des douleurs récidivantes et très vives.
- Les parasitoses intestinales sont causes de douleurs variées.
- La simple anxiété peut être génératrice de maux de ventre diffus :

Symptômes liés à la toux	Causes possibles	Que faire ?
❱ Toux + nez bouché ou coulant	❱ Rhume banal	❱ Soulager la toux ❱ Consulter si l'enfant est très mal à l'aise
❱ Toux + fièvre	❱ Refroidissement ❱ Grippe	❱ Soulager la toux ❱ Faire baisser la température ❱ Appeler le médecin s'il n'y pas d'amélioration dans les 24 heures
❱ Toux + forte fièvre (39 °C) + respiration rapide + abattement	❱ Pneumonie	❱ Soulager la toux ❱ Faire baisser la température ❱ Appeler le médecin
❱ Toux + fièvre + éruption cutanée	❱ Rougeole	❱ Faire baisser la température ❱ Appeler le médecin
❱ Toux nocturne, avec ou sans fièvre	❱ Rhume ❱ Asthme	❱ Soulager la toux ❱ Appeler le médecin
❱ Toux se terminant sur des haut-le-cœur	❱ Coqueluche ❱ Autre infection	❱ Soulager la toux ❱ Appeler le médecin
❱ Toux + nez coulant en permanence	❱ Allergie ❱ Rhume récurrent	❱ Soulager la toux ❱ Consulter
❱ Toux + nez coulant en permanence + otites fréquentes	❱ Inflammation des végétations	❱ Soulager la douleur aux oreilles ❱ Consulter
❱ Toux après une infection virale récente, le nez ne coule pas	❱ Toux persistante après une infection virale	❱ Soulager la toux ❱ Consulter si la toux persiste
❱ Toux avec expectoration de sang	❱ Infection respiratoire, dilatation des bronches	❱ Appeler immédiatement le médecin si l'enfant n'a pas saigné du nez récemment
❱ Toux + fièvre + respiration sifflante	❱ Asthme ❱ Bronchite ❱ Bronchiolite	❱ Consulter rapidement ❱ En attendant l'arrivée du médecin, aider l'enfant à respirer (voir p. 133)
❱ Toux débutant très brutalement et ne cessant pas	❱ Inhalation d'un corps étranger par les voies respiratoires (bonbon, petit jouet, liquide vomi…)	❱ Essayer de calmer l'enfant et appeler le médecin en urgence
❱ Toux débutant brutalement (aboiement) + voix rauque + l'enfant bave beaucoup	❱ Épiglottite ❱ Faux croup	❱ Appeler le médecin en urgence

difficultés à l'école, appréhension d'un contrôle ou d'une bêtise à avouer à ses parents, répugnance devant un plat détesté. La douleur, pour avoir une cause psychique, n'en est pas moins réelle.

› Il se peut que l'enfant soit allergique à un aliment, auquel cas le mal de ventre se déclenche systématiquement aussitôt après consommation.

› Sans avoir affaire à proprement parler à une allergie alimentaire, beaucoup d'enfants digèrent mal le lait chocolaté du matin. Ce sont des enfants colitiques qui supportent mal le lait frais. Il suffit alors de remplacer celui-ci par du lait concentré (qui a été longuement cuit). La colite est en effet une cause fréquente des maux de ventre.

› Il faut garder présentes à l'esprit les causes plus graves possibles et en connaître les symptômes de façon à intervenir en urgence si c'est nécessaire (voir tableau ci-contre) : appendicite, occlusion intestinale, hernie étranglée, torsion du testicule...

QUE FAIRE LORSQU'UN **ENFANT A MAL AU VENTRE ?**

Il faut s'assurer que le mal est sans gravité.

› Si le ventre est tendu et que l'enfant pleure lorsqu'on tente un léger massage, il est préférable de consulter.

› L'emplacement de la zone douloureuse peut aider à diagnostiquer la cause. Une douleur autour du nombril est classique et souvent anodine. Elle peut également siéger en haut (vers l'estomac), en bas à droite (vers l'appendice). En fonction du diagnostic, on décidera d'appliquer tel ou tel soin, de consulter le pédiatre, voire d'appeler une ambulance (voir tableau ci-contre).

› Une bouillotte ou une bouteille d'eau chaude enveloppée d'une serviette et appliquée contre le ventre soulage généralement la douleur. Si le moindre doute existe concernant une possible appendicite ou tout autre problème sérieux nécessitant une hospitalisation (voir le tableau ci-contre), l'enfant ne doit rien avaler (pour le cas où une intervention chirurgicale serait nécessaire).

› Mieux vaut de toute façon ne rien donner à manger à l'enfant tant que la douleur persiste.

› Selon la cause, on se reportera à la rubrique concernée : diarrhée, colite, allergies alimentaires, constipation, gastrite, gastro-entérite, gaz...

VOMISSEMENTS

LES **SYMPTÔMES**

› Il est très fréquent qu'un enfant malade vomisse. Il n'y a pas lieu de

Symptômes liés aux maux de ventre	Causes possibles	Que faire ?
› Diarrhée, avec ou sans vomissements	› Gastro-entérite	› Consulter dans les 24 heures › Prévenir la déshydratation chez les petits enfants
› Douleur en urinant + éventuellement fièvre et/ou énurésie	› Infection urinaire	› Consulter dans les 24 heures › Faire baisser la température
› Douleurs abdominales sans cause apparente	› Anxiété › Allergie à un aliment	› Calmer l'anxiété › Essayer de déterminer l'aliment responsable › Consulter
› Grosseur douloureuse à l'aine ou au scrotum	› Hernie étranglée › Torsion du testicule	› Appeler une ambulance en urgence › En attendant son arrivée, ne rien donner à boire ni à manger à l'enfant
› Douleur s'aggravant quand on appuie doucement sur le ventre › Vomissements › Douleur durant plus de trois heures	› Appendicite	› Appeler le médecin en urgence › Ne rien donner à boire ni à manger à l'enfant en attendant
› Vomissements gris-vert	› Occlusion intestinale	› Appeler une ambulance en urgence › Ne rien donner à boire ni à manger à l'enfant en attendant
› Sang rouge dans les selles	› Occlusion intestinale › Invagination intestinale	› Appeler une ambulance en urgence › Ne rien donner à boire ni à manger à l'enfant en attendant

s'en inquiéter si ce qu'il vomit a un aspect normal, surtout si les vomissements ne se répètent pas.

› Chez un enfant qui a la coqueluche, les quintes violentes peuvent déclencher des vomissements. Il faut soulager la toux, et consulter dans le cas où le phénomène persiste.

› Un enfant qui vit des événements un peu stressants, que ceux-ci soient heureux ou pénibles, réagit souvent en vomissant.

- Les enfants qui vomissent à différentes reprises, à quelques semaines d'intervalle, sans raison apparente et surtout à jeun, sont souvent des migraineux. Il est cependant prudent de consulter pour s'assurer qu'ils ne souffrent pas de gastro-entérite, de dilatation gastrique ou de quelque trouble neurologique.
- Tous les parents ont droit aux vomissements pendant les voyages (en voiture, en train ou en bateau). Des médicaments anodins sont en vente en pharmacie. Au moment critique, il faut ouvrir les fenêtres.

CE QU'ILS **SIGNIFIENT**

- Ils résultent bien souvent de la classique indigestion qui suit un repas trop copieux ou une orgie de chocolat ou de glaces à la crème.
- Ils sont fréquents chez un enfant qui est malade.
- Ils deviennent inquiétants lorsqu'ils sont verdâtres chez un nouveau-né (contenant de la bile), très inquiétants s'ils sont rouges (contenant du sang frais) ou noirâtres (contenant du sang digéré) ou lorsqu'ils sont associés à d'autres symptômes.

URINAIRES *(problèmes)*

Voir aussi ÉNURÉSIE.

DES SYMPTÔMES **EN PRINCIPE SANS GRAVITÉ**

- Il peut arriver qu'un enfant urine plus fréquemment que d'habitude parce qu'il a pris certains médicaments ou parce qu'une anxiété passagère le perturbe : difficultés à l'école, problèmes familiaux, déménagement.
- Un enfant qui a de la fièvre urine moins souvent que la normale. Le faire boire en abondance permet de rétablir la situation.
- Une urine verte ou bleue peut résulter de la présence de colorant dans la nourriture, dans une boisson ou dans un médicament. Tous ces petits problèmes n'ont rien d'inquiétant et disparaissent rapidement.

À SAVOIR

Comment soulager un enfant qui vomit

Il faut le rassurer tout en lui disant que cela va le soulager.

- Vomir provoque souvent une transpiration abondante. L'enfant se sentira mieux si on lui essuie le front et la figure en le débarrassant des matières qui ont pu couler sur son menton.
- Il aura besoin également de se rincer la bouche avec un peu d'eau pour éliminer

Symptômes liés aux vomissements	Causes possibles	Que faire ?
› Vomissements + diarrhée	› Gastro-entérite	› Consulter dans les 24 heures › Faire boire abondamment
› Vomissements + selles décolorées + urine foncée	› Hépatite	› Consulter dans les 24 heures
› Vomissements gris-vert	› Occlusion intestinale	› Appeler une ambulance en urgence › Ne rien donner à boire ni à manger en attendant
› Vomissements + douleur abdominale continue en bas à droite	› Appendicite	› Appeler une ambulance en urgence › Ne rien donner à boire ni à manger en attendant
› Vomissements + fatigue anormale, après un choc sur la tête	› Commotion cérébrale	› Appeler une ambulance en urgence
› Vomissements + fatigue anormale + mal de tête + nuque raide	› Méningite	› Appeler une ambulance en urgence Si en plus plaques rouges qui ne disparaissent pas à la pression : SAMU
› Fièvre + douleur en urinant + mal au ventre + lit mouillé	› Infection urinaire	› Faire tomber la fièvre › Consulter dans les 24 heures

le mauvais goût, souvent tenace.

› Il est utile qu'un enfant qui a vomi boive de l'eau sucrée durant les heures qui suivent, voire une solution de réhydratation (SRO) s'il a vomi en abondance.

› Repos et calme sont également indispensables... avec un récipient disposé à proximité pour parer à toute éventualité !

les signes alarmants

Problèmes urinaires

- Des urines roses, rouges ou très sombres accompagnées de fièvre peuvent être le signe d'une inflammation du rein, la glomérulonéphrite. Il faut appeler le médecin en urgence.
- Une urine brun foncé s'accompagnant de selles claires peut résulter d'une hépatite. Un médecin doit être consulté dans les 24 heures. Si en revanche les selles sont normales, il y a tout lieu de penser que l'enfant n'a pas assez bu, qu'il a un peu de fièvre, et il suffit de le faire boire abondamment pour que tout redevienne normal. Cela peut se produire également après des vomissements ou au cours d'une diarrhée.
- Un besoin d'uriner fréquent et qui ne cesse d'augmenter est d'autant plus inquiétant si l'enfant perd du poids et est anormalement fatigué. Le diagnostic de diabète sucré est alors probable et il faut consulter dans les 24 heures.

COMMENT SE TRADUIT **UNE INFECTION URINAIRE ?**

Une infection urinaire bénigne se traduit généralement par :

- un besoin fréquent d'uriner ;
- une douleur quand l'enfant urine ;
- un peu de fièvre ;
- une légère fatigue.

Il faut alors faire baisser la température et consulter un médecin dans les 24 heures.

Vue *(problèmes de)*

D'éventuelles déficiences de la vue doivent en principe être détectés à l'école, lors des examens de routine. De plus, les enseignants sont bien placés pour se rendre compte d'une déficience visuelle d'un enfant qui a du mal à suivre ce qui se passe au tableau. Cela ne dispense pas les parents de faire preuve d'une grande vigilance. Un enfant qui voit mal a des capacités d'apprentissage diminuées, et cela peut même gêner son insertion dans le groupe.
En cas de troubles binoculaires, faites faire un bilan à votre enfant.

TROIS MOTS CLÉS POUR **CHOISIR UNE PAIRE DE LUNETTES**

- Solidité : l'enfant doit pouvoir jouer et chahuter sans casser une paire de lunettes par semaine. Les montures en titane sont particulièrement résistantes tout en restant légères. Les charnières flexibles permettent toutes les gesticulations. Quant aux verres antichoc et antirayures, ils sont bien appréciables (les verres en polycarbonate sont les plus solides).

› Sécurité : toutes les montures pour enfants sont obligatoirement équipées de verres incassables.

› Confort : avec des embouts et plaquettes hypoallergéniques et antidérapants, les lunettes resteront bien en place et ne lui irriteront pas la peau.

› Il existe des verres blancs organiques qui protègent efficacement contre les ultraviolets. C'est important, à un âge où les yeux sont particulièrement vulnérables à la lumière.

› L'aspect psychologique n'est pas à négliger. Un enfant qui aime ses lunettes ne refusera pas de les porter en permanence. Pourquoi ne pas les choisir de la couleur qu'il aime, en lui rappelant au passage que son chanteur préféré, son héros de BD ou le copain qu'il admire en portent aussi ? Ainsi il ne se sentira pas dévalorisé par le port de cette « prothèse » un peu encombrante.

› Et il les acceptera d'autant plus volontiers qu'il en a réellement besoin !

LES LENTILLES POUR ENFANTS : **OUI C'EST POSSIBLE !**

› Les lentilles présentent l'avantage d'apporter une vision plus agréable que celle que procurent les lunettes, car elle n'est pas limitée par le cadre des montures. De plus, elles offrent une plus grande liberté de mouvements à l'enfant, ce qui est apprécié par les petits sportifs. Enfin, certains enfants se sentent diminués par le port des lunettes et les retirent à tout bout de champ.

› Cependant le port des lentilles implique une certaine rigueur dans leur entretien si l'on veut éviter les infections. Elles sont donc à déconseiller aux enfants distraits et peu méticuleux, et ne se conçoivent donc qu'à partir d'un certain âge.

› Certains défauts visuels ne peuvent être résolus par le port des lunettes (myopies ou hypermétropies fortes, strabismes…). Les lentilles sont alors la seule solution et peuvent être prescrites chez un jeune enfant. Lorsqu'on opère un enfant de cataracte congénitale, on l'équipe avant sa sortie de l'hôpital de lentilles qui remplacent le cristallin.

› Pour les petits, on a recours aux lentilles rigides dont l'utilisation est plus simple. Également plus faciles à manipuler, elles présentent moins de risques d'infection pour les enfants négligents, et leur correction est meilleure.

› La seule réelle contre-indication au port des lentilles est la piscine. En raison du risque d'infection, l'enfant doit les retirer. Une solution de remplacement existe : les lentilles jetables.

YEUX *(problèmes aux)*

Voir aussi VUE (problèmes de).

LES **SYMPTÔMES**

Les yeux sont rouges, larmoient, démangent… Des sécrétions se déposent sur les paupières, des orgelets apparaissent de temps à autre…

CE QU'ILS **SIGNIFIENT**

Dans la plupart des cas, ces petits ennuis sont causés par des irritations bénignes ou des infections sans gravité que l'on peut soigner par un collyre. Attention ce collyre n'est pas le même si l'irritation résulte d'une allergie ou si elle est due à un agent infectieux. Mieux vaut donc consulter un ophtalmologiste au moindre doute ou si les symptômes persistent. De même, toute blessure à l'œil doit être examinée par un médecin.

ATTENTION **AU SOLEIL**

Avant une dizaine d'années, les yeux des enfants sont fragiles car le cristallin, encore très transparent, laisse passer une grande quantité d'ultraviolets (UV). Alors acheter des lunettes de soleil, c'est bien, mais attention : il faut s'assurer que les verres filtrent correctement les ultraviolets et procurent une bonne vision. Et puis il vaut mieux qu'ils soient solides !

- L'indication CE signifie que la protection est bonne (de 1 à 4).
- Les verres minéraux se rayent très peu mais peuvent se casser, les verres organiques sont légers et résistants aux chocs.
- Les verres gris, gris-verts et certains marrons respectent assez bien les couleurs. Les bleus et roses plaisent généralement aux enfants mais

Symptômes liés aux problèmes de vue	Causes possibles	Que faire ?
› L'enfant voit assez bien de loin, moins bien de près	› Hypermétropie	› Port de lunettes
› L'enfant voit flou de près comme de loin	› Astigmatisme (souvent associée à la myopie et à l'hypermétropie)	› Port de lunettes (correction souvent imparfaite)
› L'enfant voit mal de loin, très bien de près	› Myopie	› Port de lunettes › Chirurgie
› L'enfant apprécie mal les distances (il vise mal, par exemple) › Ses yeux se fatiguent vite	› Défaut de vision binoculaire	› Consulter le médecin ou l'ophtalmologiste
› L'enfant voit double, trouble	› Strabisme	› Port de lunettes › Gymnastique des yeux › Chirurgie
› Mauvaise perception des couleurs	› Daltonisme	› Rien !
› L'enfant voit double (deux images au lieu d'une) › Souvent : rougeur des yeux, douleur en bougeant les yeux	› Diplopie (verticale ou horizontale), qui peut toucher un seul œil ou les deux	› Port de lunettes › Port de lentilles
› L'enfant voit double ou flou et a mal à la tête	› Migraine souvent › Tumeur cérébrale parfois	› Consulter le médecin
› L'enfant voit des points lumineux, des éclats lumineux, puis a mal à la tête	› Migraine	› Consulter le médecin
› Troubles de la vue après la prise d'un médicament	› Effet secondaire du médicament	› Interroger sans tarder le médecin ou le pharmacien
› L'enfant voit double ou flou après une blessure à la tête	› Hémorragie interne	› Hôpital en urgence
› L'enfant a partiellement ou totalement perdu la vue	› Œil ou cerveau lésé	› Hôpital en urgence
› Un ou deux yeux rouges et douloureux	› Iritis (inflammation de l'iris)	› Consulter en urgence
› Troubles de la vue après la prise d'un médicament prescrit à un adulte	› Effet secondaire du médicament	› Consulter immédiatement

Symptômes liés aux problèmes aux yeux	Causes possibles	Que faire ?
› Rougeur et larmoiement	› Corps étranger dans l'œil	› L'enlever (voir p. 136) › Consulter si on n'y parvient pas, ou si l'enfant souffre
› Bouton rouge sur une paupière	› Orgelet	› Se procurer une pommade antiseptique en pharmacie › Consulter : – si l'œil est douloureux et rouge – si l'orgelet ne disparaît pas au bout d'une semaine – s'il y a rechute
› Blanc d'un œil rouge	› Irritation par des produits chimiques ou des fumées › Conjonctivite virale › Conjonctivite allergique › Iritis (inflammation de l'iris)	› Collyre › Consulter si la rougeur persiste
› Œil rouge + écoulement collant	› Conjonctivite sévère	› Consulter dans les 24 heures
› Yeux rouges + démangeaisons aux paupières	› Conjonctivite › Blépharite (inflammation chronique des paupières)	› Consulter
› Démangeaisons aux yeux	› Allergie	› Consulter

Les symptômes *mémo*

Les **coliques** touchent un grand nombre de nourrissons. Elles durent rarement au-delà de **3 mois**.

2 à 4 % des enfants de moins de 5 ans sont concernés par des **allergies** alimentaires.

LES PLEURS DU BÉBÉ CESSENT AU BOUT DE **4 à 6 SEMAINES.**

LA FIÈVRE EST UN DES PREMIERS SYMPTÔMES DES MALADIES INFECTIEUSES.

Pensez à **protéger** les enfants des **coups de soleil** car ceux-ci peuvent être très nocifs.

Le bébé **pleure** quand il a **faim**, pour qu'on le **change**, pour avoir de la **compagnie** ou lorsqu'il souffre de **coliques**.

*Le problème d'**énurésie** touche 10 à 16 % des enfants (dont 65 % des garçons).*

les cas d'urgence

3

Réagir en situation d'urgence

Même si les accidents risquant de mettre la vie de votre bébé en danger sont rares, sachez prodiguer les bons soins au bon moment avant l'arrivée des secours. Voici certaines situations qui nécessitent une urgence d'intervention de votre part. Avec des gestes simples et une bonne dose de sang-froid, vous parviendrez à régler efficacement ces multiples problèmes de parcours.

ARRÊT *cardiaque*

Si vous ne sentez plus le pouls de votre enfant au niveau de la carotide (artère située dans le cou) ou de son artère fémorale ou pli de l'aine, votre petit a peut-être fait un arrêt cardiaque. Vérifiez-le en fermant ses paupières et en les lui rouvrant : ses pupilles ne doivent pas être dilatées. Si c'est le cas, gardez votre calme et faites un massage cardiaque externe pour le réanimer.

Attention ! ne pratiquez ce massage que si vous l'avez appris auparavant, car vous risqueriez de provoquer des lésions mortelles en effectuant un mauvais geste.

LES **SECOURS**

- Si vous connaissez les bons gestes de réanimation cardio-vasculaire, pratiquez-la avant l'arrivée des secours afin d'oxygéner les organes de votre enfant.
- S'il a moins de 1 an et si son pouls est inférieur à un battement par seconde, pratiquez une réanimation cardio-pulmonaire. À cet âge, en effet, le cœur de votre bébé ne bat pas assez vite pour oxygéner tout son corps. Faites alors un bouche-à-bouche et des pressions sur sa poitrine :
- allongez votre bébé sur une surface dure et plane pour dégager ses voies aériennes ;
- inclinez bien sa tête en arrière et

En cas d'urgence et de grande détresse, appelez immédiatement le SAMU (15 depuis un poste fixe et 112 depuis un portable).

soutenez son menton avec un doigt d'une main ;

- vérifiez sa respiration et commencez le bouche-à-bouche + nez : inspirez profondément et donnez 5 expirations ;
- faites des pressions sur sa poitrine en posant votre index et votre majeur à la base du sternum (juste sous la poitrine). Enfoncez bien vos doigts (d'environ 2 cm) et effectuez 5 pressions vives en 3 secondes. Votre autre main est toujours sur la tête de votre bébé ;
- reprenez le bouche-à-bouche et continuez la réanimation pendant une bonne minute ;
- toujours à côté de votre petit bout, appelez les secours d'urgence, puis reprenez la réanimation.

Sa respiration reprend ? Parfait ! Placez maintenant votre enfant sur le côté dans la « position latérale de sécurité » et surveillez son état de conscience. Parlez-lui doucement, rassurez-le, câlinez-le sans le bouger… les secours vont bientôt arriver

ARRÊT *respiratoire*

Votre enfant est inconscient ? Vérifiez tout de suite s'il respire encore : son thorax doit se soulever et s'abaisser. Pour sentir efficacement le mouvement du thorax, posez une main sur le côté, au niveau des côtes inférieures, et l'autre main au niveau de l'estomac.

Si votre petit bout est pâle, puis si ses lèvres et ongles deviennent bleus, il y a de forts soupçons pour qu'il fasse un arrêt respiratoire. S'il a cessé de respirer, pratiquez sans attendre les secours la respiration artificielle, même si vous n'êtes pas expérimenté. Bien sûr, appelez immédiatement le 15, car chaque seconde est précieuse…

LES **SECOURS**

- Allongez votre bébé sur une surface dure et plane pour dégager ses voies aériennes.
- Inclinez légèrement la tête de votre enfant vers l'arrière.
- Avec l'autre main, soulevez son menton avec un doigt et vérifiez sa respiration.
- Maintenez toujours son menton soulevé et pincez-lui le nez.
- Appliquez vos lèvres sur sa bouche.
- Inspirez profondément et expirez l'air 5 fois.
- Vérifiez maintenant son pouls ; s'il est perceptible, faites 20 respirations à 3 secondes d'intervalle.
- Continuez le bouche-à-bouche sur un rythme régulier jusqu'à l'arrivée des secours. Toutes les 20 respirations, vérifiez le pouls.

Si, malgré ces soins, votre petit ne respire pas, placez-le sur le côté, peut-être a-t-il des vomissures ou quelque chose de coincé dans la bouche. En attendant les secours, gardez votre calme et parlez à votre petit, chuchotez-lui des mots doux…

Bleus

Bleus, ématomes, ecchymoses : ces taches produites par la diffusion de sang sous la peau passent par toutes les couleurs de l'arc-en-ciel ! Noires ou bleu violacé au début d'un coup, elles tirent au fil des jours vers un beau marron-jaune. Rassurez-vous, tout rentrera dans l'ordre en quelques jours et votre bébé retrouvera sa jolie peau… Les ecchymoses de survenue spontanée et/ou en grand nombre doivent attirer votre attention : elles peuvent indiquer des troubles de la coagulation, une maladie vasculaire familiale, un enfant battu…

LES **SECOURS**

Dès le choc, passez une compresse d'eau froide ou un glaçon sur la zone touchée pour atténuer la douleur. Pour le glaçon, glissez-le dans un gant de toilette ; c'est plus doux sur l'épiderme fragilisé et vous éviterez que de l'eau goutte partout ! N'oubliez pas non plus de souffler en même temps lorsque vous passez la glace sur le bobo, car le froid intense saisit votre petit blessé… Un peu d'arnica favorisera la disparition de l'enflure.

Brûlures

LES **CAUSES**

Elles proviennent très souvent :

- de liquides bouillants :
  - le biberon de lait trop réchauffé ;
  - un bol de chocolat renversé ;
  - du robinet d'eau chaude ;
  - l'eau bouillante ;
- ou bien d'objets chauds :
  - le fer à repasser ;
  - les casseroles ;
  - la porte du four ;
  - les plaques électriques ;
  - les appareils à raclette, à pierrade ;

À SAVOIR

Au feu !

- Si le feu s'est propagé sur votre enfant, versez de l'eau sur lui ou plongez-le directement dans de l'eau. À défaut, enveloppez-le dans tout ce qui peut ressembler à une couverture (sauf synthétique car elle collerait à sa peau).
- Si vous avez un extincteur, veillez à ne pas le diriger vers le visage. Ne cherchez pas à enlever les tissus collés à sa peau ; partez à l'hôpital, dans le plus grand calme possible. L'état d'angoisse de votre enfant dépend de votre sang-froid…

– le barbecue ;
– le feu dans la cheminée ;
– le sèche-cheveux ;
› enfin de produits toxiques :
– l'eau de Javel ;
– les acides ;
– le liquide vaisselle.

LES PRINCIPAUX **CRITÈRES**

› L'étendue de la brûlure : elle entraîne une plus ou moins grande déshydratation.

› La profondeur de la brûlure : elle va conditionner la cicatrisation.

› Le niveau de température qui a provoqué la brûlure : de lui dépend la gravité de la brûlure.

LES DIFFÉRENTS DEGRÉS **DE BRÛLURE**

Les brûlures du premier degré

On les appelle « superficielles », car elles ne concernent que l'épiderme (la couche superficielle de la peau). Celle-ci devient rose vif ou rouge. Si ces brûlures sont douloureuses, elles ne constituent néanmoins pas de danger et cicatrisent en une dizaine de jours.

› Les secours

Refroidissez la zone atteinte avec de l'eau froide. Laissez, par exemple, la main de votre petit bout sous le robinet d'eau froide pendant un bon quart d'heure afin de faire baisser le niveau de température de la brûlure. Puis appliquez de la Biafine ou de l'éosine aqueuse. Laissez à l'air, sauf si la douleur est vive. Dans ce cas, protégez la brûlure avec un pansement antiseptique que vous changerez plusieurs fois par jour.

Les brûlures sont parmi les causes de décès accidentel les plus fréquentes chez les enfants autour de l'âge de 2 ans.

Les brûlures du deuxième degré

Elles sont plus profondes que les superficielles, car elles touchent aussi une partie du derme. Elles se caractérisent par des bulles remplies d'un liquide clair qui peuvent suinter. Leur cicatrisation est plus lente, elle demande 15 jours.

› Les secours

Procédez au même traitement que pour les brûlures du premier degré en soulageant la douleur sous l'eau froide courante. Puis appliquez une compresse sèche stérile pour éviter l'infection. Surtout, n'appliquez pas de pommade et ne percez pas les bulles ! Ces premiers soins donnés, emmenez votre petit blessé chez le médecin.

Les brûlures du troisième degré

On les appelle aussi « brûlures profondes » car elles atteignent également les tissus sous-jacents, les muscles et les os. Cette fois, la peau est carbonisée et l'on peut tout de suite voir une sorte de croûte épaisse blanchâtre ou noirâtre. Elle est indolore, car les tissus de la peau ont été détruits ; seuls les bords des brûlures sont douloureux. La guérison ne sera possible que par des greffes.

› Les secours

Soulagez la douleur avec de l'eau froide. Puis, appliquez une compresse stérile pour éviter les infections ou une feuille de papier aluminium. Mais surtout appelez d'urgence les secours ou filez à l'hôpital.

Les brûlures étendues

On les appelle ainsi lorsqu'elles dépassent la taille de la main d'un enfant. Comme pour les brûlures du troisième degré, elles doivent être traitées par un médecin ou à l'hôpital. L'état de choc est dû à la perte de liquide et à l'œdème qui surgit soit quelques heures après la brûlure, soit plusieurs jours après.

› Les secours

Ce qu'il faut faire :

– les bras et les jambes : plongez-les tout de suite dans de l'eau froide ou laissez-les sous le robinet pendant un quart d'heure ;
– le tronc et le visage : plongez-les aussi dans l'eau froide, puis recouvrez la zone brûlée avec de la gaze ou, si vous n'avez rien sous la main, un torchon propre et repassé pour éviter les infections bactériennes ;
– faites boire à votre petit bout de petites gorgées d'eau minérale, sauf bien sûr, s'il est inconscient ;
– si votre enfant souffre trop, donnez-lui un suppositoire de paracétamol en attendant les soins médicaux ;
– surveillez régulièrement son pouls et sa respiration.

Ce qu'il ne faut pas faire :

– appliquer une pommade, talc, huile ou beurre sur des brûlures : vous ne feriez qu'aggraver les choses !

Corps *étranger*

DANS **L'ŒIL**

Sans doute pouvez-vous le retirer vous-même, si votre enfant est suf-

fisamment grand pour comprendre vos recommandations ! Si un objet s'est glissé sous sa paupière inférieure, demandez à votre petit bout de regarder vers le haut. Pendant ce temps, abaissez cette paupière vers le bas et frottez avec un linge humide (propre !) de l'extérieur vers l'intérieur (vers le nez).
En ce qui concerne la paupière supérieure, ne vous amusez pas à la « dérouler » avec un objet, par exemple une allumette, vous ne feriez qu'aggraver les choses : emmenez votre enfant chez l'ORL ou à l'hôpital… ils ont les bons « outils » et l'expérience !

DANS **L'OREILLE**

Même si cet intrus perce le tympan, votre petit bout ne risque pas pour autant une infection. Conduisez-le chez l'ORL, qui vous rassurera sur la cicatrisation.
Si votre enfant a plus de 4 ans, demandez-lui de secouer sa tête en la penchant brutalement du côté où l'objet est coincé, sous le choc, l'objet sortira peut-être.

DANS **LE NEZ**

Si votre enfant a moins de 3-4 ans, seul l'ORL est compétent pour retirer l'intrus, car on ne peut que faire moucher l'enfant, l'autre narine étant comprimée…
Si l'objet dépasse bien de la narine, alors seulement vous pouvez tenter de le retirer avec une pince à épiler. Mais ne vous acharnez pas si l'objet ne vient pas ; vous risqueriez par inadvertance de le pousser encore plus en arrière et de le faire tomber dans le larynx. L'ORL saura soulager votre enfant sans danger.
Si votre enfant a plus de 4 ans, demandez-lui de souffler très fort en bouchant en même temps l'autre narine.

COUP DE SOLEIL *et insolation*

Le coup de soleil est une brûlure au premier degré (parfois au deuxième) provoquée par une exposition trop longue aux rayons ultraviolets A ou B du soleil. Sa gravité dépend donc de la profondeur et de l'étendue de la brûlure.

LE COUP DE SOLEIL : **PRÉVENTION**

Veillez tout particulièrement à bien protéger les zones hypersensibles de votre petit bout : le visage, les oreilles, le cou, les épaules, les pieds et même le dos des mains !

- Choisissez un chapeau à bords larges pour bien couvrir le cou, et bien sûr, habillez légèrement votre enfant avec un tee-shirt, une chemisette, etc. N'oubliez pas non plus les lunettes de soleil.

› Patiemment, passez de la crème solaire avec un bon indice de protection (plus de 30) sur toutes les parties du corps qui risquent d'être exposées au soleil. Si votre bébé barbote dans l'eau avec vous, n'oubliez pas de le badigeonner de nouveau de crème après le bain !

› Attention aux parasols ! ils ne protègent pas des coups de soleil.

Les secours

Avant toute chose, mettez votre enfant à l'ombre et donnez-lui de l'eau à boire avec une petite pincée de sel.

› Si la peau de votre bébé est juste rouge à un endroit (pas trop grand), appliquez doucement une pommade cicatrisante, de la Biafine, par exemple, qui soulagera rapidement la sensation de brûlure. Vous n'en avez pas ? Prenez un yaourt ou du fromage blanc et badigeonnez-le sur une compresse, puis appliquez celle-ci sur la peau brûlée.

› Si vous apercevez des cloques sur l'épiderme, ne faites pas d'automédication : allez chez le médecin pour que le traitement soit bien adapté. Sans doute s'agit-il d'une brûlure au deuxième degré. Le praticien prescrira alors une pommade anti-inflammatoire et des suppositoires pour calmer la douleur.

L'INSOLATION

Votre petit bout a la peau rouge comme une écrevisse, il a une fièvre de cheval (+ de 40 °C) et s'agite anormalement ? Il a assurément un grand coup de chaud, autrement dit une insolation. Celle-ci est due à une trop forte accumulation de chaleur dans l'organisme qui a entraîné une déshydratation aiguë.

Les secours

› Allongez de toute urgence votre enfant à l'ombre et appelez vite le médecin. S'il est injoignable, filez à l'hôpital après avoir enveloppé votre petit dans un linge frais : c'est, en attendant, le bon moyen pour faire baisser la température de son corps.

Le coup de soleil peut donner de la fièvre, perturber le sommeil et provoquer des troubles digestifs chez le nourrisson.

En effet, les réserves d'eau présentes dans le corps d'un bébé sont faibles et s'épuisent vite.

› Passez un gant de toilette humide sur son corps et donnez-lui à boire de l'eau froide, mais non glacée.

› S'il est pâle, relevez-lui les pieds pour favoriser l'afflux du sang vers le cerveau et les organes vitaux.

› Découvrez-le au maximum et parlez-lui doucement pour le rassurer avant l'arrivée des secours.

COUPURES *et égratignures*

LES COUPURES **PEU PROFONDES**

Elles sont fréquentes et ne nécessitent pas l'intervention d'un médecin.

Les secours

Le premier soin est bien sûr de vous laver les mains afin de ne pas prendre le risque de mettre de vilains microbes dans la plaie de votre petit.

› Rincez bien la coupure sous l'eau tiède quelques minutes; normalement, le sang va s'arrêter de couler.

› Appliquez un désinfectant à l'aide d'une compresse, par exemple de la chlorhexidine ou de la Bétadine®.

› Ne mettez un pansement que si la plaie a des risques d'être souillée ou est exposée à des frottements.

› Surveillez bien la plaie tous les jours: si elle devient rouge, enflée ou qu'elle suppure, consultez votre médecin, sans doute y a-t-il une légère infection. En effet, chez les tout-petits, le risque de pénétration de la bactérie responsable du tétanos est grand. Profitez-en pour vérifier si la vaccination antitétanique est à jour! Une coupure qui se cicatrise bien doit être sèche et indolore.

Petits conseils

› En cas de coupure à un doigt, ne serrez pas trop fort le pansement; l'air doit pouvoir passer librement autour de la plaie et le sang circuler dans le doigt blessé.

› Certaines parties du corps coupées risquent de présenter une cicatrice disgracieuse, c'est le cas du visage, des mains et des jambes. Aussi, en cas de coupure un peu profonde, n'hésitez pas à demander à un médecin de faire quelques petits points de suture, qui laisseront moins de traces sur la peau.

LES COUPURES **PROFONDES**

Elles sont accompagnées de saignements plus ou moins importants. Si l'hémorragie est importante, procédez aux soins ci-dessous avant d'emmener d'urgence votre enfant chez le médecin ou à l'hôpital.

› Si la blessure est légère, appuyez sur

la plaie avec un doigt (vous vous serez bien sûr lavé les mains avant !) pendant quelques minutes. Badigeonnez avec du mercurochrome pour bien désinfecter, et mettez un pansement.

› Si la blessure est importante, dégagez doucement les débris de verre, de métal, ou les graviers, mais ne touchez pas à ceux qui restent dans la plaie, car en les enlevant vous risqueriez de relancer l'hémorragie. Posez, sans avoir lavé la plaie, un gros pansement et appuyez fortement pendant cinq bonnes minutes. Si vous n'avez pas de pansement, faites un tampon avec un mouchoir propre, une serviette… afin de stopper l'hémorragie. Vous vous occuperez de la désinfection ensuite (voir plus haut pour les soins à apporter). Si les saignements persistent, conduisez d'urgence votre enfant à l'hôpital, tout en continuant à maintenir la plaie comprimée.

LES **ÉGRATIGNURES**

Même si elles vous semblent bénignes, ce sont néanmoins des petits bobos qui ne doivent pas être dédaignés vu l'âge de votre petit. En effet, à cet âge-là, les bactéries entrent vite dans la moindre plaie et peuvent entraîner une infection (voir plus haut Les coupures peu profondes).

Lavez la peau abîmée avec de l'eau et un peu de savon, tout en soufflant bien fort pour rassurer bébé qui pleure. Ne mettez pas d'alcool à 90°, qui ferait rugir votre petit blessé, mais appliquez juste de l'eau oxygénée ou un désinfectant. Laissez sécher à l'air ou mettez un joli petit pansement !

LES **ÉCHARDES**

En général, les échardes n'ont pas le temps de s'enfoncer profondément car votre petit pleure instantanément quand il sent ce vilain bout de bois chatouiller ses pieds ou ses mains.

Vous avez sûrement les bons outils à la maison, car une simple pince à épiler suffit, ou une aiguille chauffée à blanc (puis refroidie !). Préférez la pince à épiler si l'épine est visible et désinfectez avec de la chlorhexidine. Si l'épine est un peu enfoncée sous la peau, choisissez l'aiguille et écartez en douceur la peau qui entoure la zone concernée.

Parlez à votre enfant afin de détourner son attention lorsque vous êtes en pleine opération ! Une fois l'écharde retirée, appliquez également de l'éosine, puis faites un gros câlin à votre petit héros…

ÉLECTROCUTION

Il suffit d'une seule prise de courant sans protection pour que votre enfant soit électrocuté. Veillez à ne pas laisser traîner par terre une rallonge électrique branchée ; votre petit rampeur pourrait la porter à sa bouche.

LES **SECOURS**

Votre enfant a mis les doigts dans une prise de courant et ne peut les retirer ? Surtout, n'essayez pas de les lui retirer, vous seriez électrocuté à votre tour ! Coupez immédiatement le courant au compteur et couvrez les brûlures avec des compresses stériles pour éviter l'infection. Emmenez votre enfant chez le médecin, car il a quand même reçu une sacrée décharge…

Ne laissez jamais un appareil électrique branché sans surveillance, même une toute petite minute !

Lors d'une électrocution grave, des troubles du rythme cardiaque peuvent survenir ainsi qu'une perte de conscience et une diminution brutale de la pression artérielle (collapsus circulatoire). Cette hypotension peut se produire 24 heures après l'accident.

ÉTAT *de choc*

On entend par là un trouble de la circulation sanguine et, plus précisément, une diminution dangereuse de la quantité de sang (et par conséquent d'oxygène) qui circule dans le corps. Les principales causes de cette perte de sang sont bien sûr les hémorragies, les déshydratations et les brûlures graves. Si les organes vitaux comme le cœur, les poumons et le cerveau peuvent continuer à fonctionner malgré cette perte sanguine, les organes secondaires, en revanche, souffrent de cette carence. Les conséquences ne se font pas attendre : la peau devient grise, froide et moite ; le pouls s'accélère, puis s'affaiblit, et la respiration devient saccadée.

LES **SECOURS**

Surveillez attentivement votre enfant car s'il devient agité, nerveux ou agressif, a soif et suffoque, appelez de toute urgence les secours, et procédez aux premiers soins suivants :

- allongez-le et surélevez ses pieds d'une trentaine de centimètres. Cette position favorise l'afflux du sang vers le cerveau et les organes vitaux ;
- recouvrez-le d'une couverture s'il a froid et parlez-lui pour le rassurer ;
- ne lui donnez rien à boire ;
- s'il perd conscience, surveillez sa

respiration et pratiquez si nécessaire la respiration artificielle (voir Arrêt respiratoire, p. 133) ou un massage cardiaque. Enfin, dès que le médecin sera près de votre enfant, il le mettra sous perfusion pour qu'il reprenne vite sa bonne circulation sanguine…

Fractures

Rassurez-vous, elles sont peu fréquentes chez les tout-petits, même si elles demeurent douloureuses… Il y a deux types de fractures : ouvertes et fermées. Si la peau à l'endroit de la lésion est ouverte, c'est une fracture ouverte ; si la peau ne présente pas de plaie, c'est une fracture fermée.

En cas de fracture ouverte, soyez vigilant : recouvrez la plaie d'un bandage ou d'un pansement stérile afin de fermer la porte aux microbes. Ceux-ci, en effet, peuvent vite s'infiltrer et ainsi pénétrer dans l'os et y provoquer des infections qui peuvent devenir chroniques. Dans le cas d'une fracture ouverte, appelez les secours, car votre petit doit être opéré d'urgence.

Les fractures les plus fréquentes sont celles du crâne, du bras et de la jambe.

LA FRACTURE **DU CRÂNE**

Votre petit est tombé de la table à langer ou de sa chaise. Surtout, gardez le plus possible votre calme et regardez si votre enfant saigne du nez ou de l'oreille. Si c'est le cas, vérifiez s'il est conscient ou non.

- S'il est inconscient et respire, mettez-le sur le côté, la tête basse et calez-la bien sur un petit coussin.
- Appelez les secours d'urgence.
- Si votre petit est inconscient et qu'il ne respire plus, faites immédiatement les gestes de la respiration artificielle (voir Arrêt respiratoire, p. 133).
- Si vous devez déplacer l'enfant, tirez-le par les pieds et faites-le glisser tout doucement sur le sol. Pendant cette délicate manipulation, demandez à quelqu'un de lui maintenir la tête droite.
- S'il est conscient, surtout ne le bougez pas ! Maintenez sa tête dans l'axe du corps, sans la pencher ni la tourner, car il peut s'agir d'une fracture du crâne ET de la colonne vertébrale.

Dans tous les cas, consultez votre médecin ou filez aux urgences. Selon les cas décrits ci-dessus, faites venir les secours d'urgence.

LA FRACTURE **DU BRAS**

Elle n'est pas grave, mais douloureuse. Quelques gestes simples à faire :

- ne cherchez pas, à remettre de l'ordre dans la fracture en remuant le bras blessé ;

› soutenez le bras à l'aide d'une écharpe et, si c'est l'avant-bras qui est touché, prenez juste un magazine que vous ficellerez avec ce que vous avez sous la main : tissu, bandelette, cordelette, ruban…

› filez à l'hôpital pour faire une radio. La fracture sera alors soit réduite sous anesthésie générale soit opérée en fonction de sa gravité. Ensuite, le bras sera immobilisé par un plâtre pendant quelques semaines. Enfin, votre petit bout retrouvera vite l'agilité de son membre cassé !

LA FRACTURE **DE LA JAMBE**

Comme celle du bras, elle se diagnostique par radio et ne présente pas de gravité particulière.

› Là non plus, n'essayez pas de remettre la jambe droite, découpez juste le pantalon pour voir ce qu'il en est.

› Calez la jambe et le pied avec ce que vous avez : coussin, oreiller…

› Si vous devez déplacer l'enfant, faites une attelle pour immobiliser la jambe. Pour cela, prenez deux objets longs et rigides : balai, bâtons, planches… et placez-les de chaque côté de la jambe.

› Mettez des linges pour rembourrer et ainsi éviter que l'attelle frotte sur le membre blessé.

› Attachez l'attelle de fortune avec des bandelettes, des cordes…

› Comme pour la fracture du bras, filez à l'hôpital pour passer une radio.

HÉMORRAGIE

Voir COUPURES PROFONDES.

HYPOTHERMIE

Votre enfant est malencontreusement tombé dans une mare en plein hiver ou il est resté trop longtemps dans le froid sans bouger ? La température de son corps est alors tombée au-dessous de 35 °C ; ce refroidissement a entraîné une hypothermie. Si, dans la plupart des cas, l'hypothermie se règle par quelques soins, elle peut être mortelle : les organes vitaux comme le cœur, le foie, les poumons et les intestins peuvent en effet s'arrêter de fonctionner.

LES **SECOURS**

› Il faut bien sûr réchauffer votre enfant. Pour cela, transportez-le dans une pièce chauffée à 20 °C environ. Ne le placez pas devant une cheminée, car une élévation trop rapide de sa température peut être dangereuse et entraîner des lésions tissulaires.

› Si ses habits sont mouillés, déshabillez votre enfant et enveloppez-le dans une couverture.

› Blottissez-le contre vous ; votre propre chaleur va le réchauffer en douceur et le réconforter.

› Donnez-lui à boire une boisson chaude : du thé, par exemple.

Ingestion *d'objets*

Il est fréquent que les enfants avalent des objets, mais rassurez-vous, ils posent peu de problèmes ! Après un voyage dans tout le tube digestif, ils seront normalement expulsés dans les selles entre 24 et 48 heures. Une petite vérification s'impose néanmoins pour voir si tout est bien sorti…

Attention aux grosses pièces d'euros ainsi qu'aux grosses piles-boutons qui se coincent dans l'œsophage, empêchant toute prise de boisson ; votre petit bout serait obligé de rejeter sa salive en bavant, en vain. S'il ne respire plus, pratiquez d'urgence les manœuvres suivantes.

La manœuvre de Heimlich, s'il a plus de 1 an

Répétez-la jusqu'à ce que l'objet encombrant sa respiration se dégage de la gorge. Pour cela :

› placez-vous derrière votre enfant et enserrez sa taille entre vos deux bras ;

› joignez vos deux mains au-dessus de son nombril ;

› fermez en poing la main qui est contre le corps de votre enfant et posez l'autre main dessus ;

› enfoncez d'un geste brusque dans le ventre de votre petit la main qui est posée sur celle qui est en poing. Par l'intermédiaire du diaphragme, cela comprime l'air qui chasse le corps étranger… votre petit respire alors à nouveau. Vite, il a bien besoin d'un doux câlin !

La manœuvre de Mofenson s'il a moins de 1 an

Comme pour la manœuvre de Heimlich, n'hésitez pas à répéter les gestes suivants pour dégager la gorge de votre petit :

› mettez-le à plat ventre sur votre main (gauche si vous êtes droitier) ou sur

À SAVOIR

Pas de graines !

L'heure de l'apéritif est un moment de détente, aussi, afin ne pas qu'il vire brutalement au cauchemar, ne perdez pas de vue votre bébé gourmand, ne serait-ce qu'un seul instant ! Les cacahuètes, pistaches, noisettes et autres amandes sont hélas à l'origine de nombreux accidents mortels. Alors, un conseil si vous voulez passer un chouette moment : attendez que votre petit bout ait plus de 4 ans pour acheter ces « amuse-gueules ».

votre cuisse. Si vous optez pour cette dernière, fléchissez-la en posant votre pied par terre ou sur une chaise ;

› frappez fort son dos entre les omoplates avec le plat de votre main (droite si vous êtes droitier).

OBJET COUPANT **ET POINTU**

Si votre bébé a avalé un morceau de verre ou un clou, un trombone, une punaise… emmenez-le à l'hôpital pour vérifier si son tube digestif n'est pas blessé. On lui pratiquera une fibroscopie de l'œsophage pour localiser le corps étranger et l'extraire.

PRODUITS **TOXIQUES**

Pour votre petit explorateur, les pastilles pour les machines à laver le linge ou la vaisselle ou celles d'eau de Javel ressemblent à de gros bonbons… sans oublier les jolis petits grains rouges de dératisation ou d'engrais, les produits comme Destop ou Rubigine, les détartrants des cafetières… Ce sont de véritables poisons pour tous et *a fortiori* pour un bébé ! Surtout, ne cherchez pas à le faire vomir ou à lui donner du lait ou de l'eau. Filez à l'hôpital ou appelez d'urgence le SAMU, ou encore le centre antipoison de votre région qui vous indiquera les premières mesures à prendre.

MORSURES *d'animaux*

Quelles qu'elles soient, les morsures ne doivent pas être négligées, car il peut y avoir un risque d'infection microbienne, notamment le tétanos ou la rage. Si ce sont des morsures légères causées par un chien, un chat, un hamster… (sauf celles des vipères), nettoyez bien la plaie avec un désinfectant. Si la morsure vous semble plus importante, consultez un médecin qui vous prescrira sûrement un antiseptique et vérifiera du même coup si les vaccinations antitétaniques de votre enfant sont à jour.

MORSURE **DE VIPÈRE**

Heureusement, elle se produit rarement chez l'enfant, mais elle peut être très dangereuse vu son faible poids. En plus, cette morsure est difficile à voir car elle n'est pas très douloureuse et votre petit bout se plaint à peine… En fait, la vipère laisse deux traces de morsure ressemblant à des pastilles violacées espacées l'une de l'autre de quelques millimètres : ce sont celles des crochets venimeux.

Les secours

Ce qu'il faut faire :

› allongez tout de suite votre petit blessé sur le côté ;

› désinfectez la zone mordue à la chlorhexidine ou au Dakin et rafraîchissez cette zone avec un glaçon pour ralentir la propagation du venin ;

› serrez avec un bandage, sans faire de garrot, au-dessus de la morsure jusqu'au tronc afin que le venin ne monte pas vers le cœur ;

› faites le 15 pour un transport d'urgence à l'hôpital ou allongez votre petit sur la banquette arrière de la voiture sans le bouger jusqu'à l'hôpital le plus proche et, surtout, gardez votre calme… votre enfant gardera plus facilement le sien…

Ce qu'il ne faut pas faire :

› ne coupez pas la peau pour tenter d'extraire le venin ;

› n'aspirez pas le venin avec la bouche car vous risquez qu'il se diffuse dans votre propre corps ;

› n'injectez pas de sérum antivenimeux qui pourrait provoquer une réaction allergique. Ce sérum ne doit être administré que sous surveillance médicale ou si un œdème se forme et s'il est accompagné d'une coloration bleu noirâtre de la peau. C'est alors signe qu'une envenimation s'est produite.

MORSURE **DE CHIEN**

Elle peut hélas se produire avec votre propre chien que vous croyiez absolument inoffensif… Étant donné la petite taille de votre enfant, les morsures de chien peuvent facilement se produire au cou ou au visage et nécessiteraient donc une chirurgie esthétique. Aussi, quelques précautions s'imposent :

› ne laissez jamais votre enfant seul dans une pièce avec votre animal ;

› soyez toujours près de lui lorsque votre petit veut le caresser. En bas âge, les enfants ne maîtrisent pas bien leurs gestes et leurs « caresses » sont souvent vives dans le poil ;

› si votre enfant est plus âgé, apprenez-lui à ne pas déranger le chien lorsqu'il mange ou boit ;

› apprenez-lui aussi à ne pas insister si le chien commence à grogner.

En cas de morsure par un chien

À SAVOIR

En cas de noyade, videz son estomac

Dès le « repêchage » de votre enfant, et avant le bouche-à-bouche, videz son estomac de la grande quantité d'eau qu'il a avalée. Vous protégerez ainsi son cerveau de complications secondaires.

› Installez l'enfant sur le ventre, tête tournée sur le côté ; inclinez son corps à 30° vers la tête et appuyez 3 à 4 fois au niveau des reins dans le dos. Très vite, vous constaterez que l'eau s'évacuera par la bouche de votre enfant.

inconnu, le médecin devra vacciner votre enfant contre la rage. Rassurez-vous, ce vaccin s'opère en trois injections et ne présente aucun effet secondaire. Quant au chien, il sera, dans la mesure du possible, emmené chez un vétérinaire qui vérifiera s'il a bien été vacciné contre la rage (même si la rage est actuellement éradiquée en France).

NOYADE

On compte environ 400 noyades en eau douce par an. C'est, en France, la première cause de mortalité par accident domestique chez les petits de 1 à 4 ans. Elles se produisent d'abord dans les baignoires pour les nourrissons de moins de 1 an, ensuite dans les piscines privées, les bassins à poissons (pour les enfants âgés de 18 mois à 5 ans), et enfin dans les eaux froides (rivières, étangs…) pour les enfants âgés de plus de 6-7 ans.

Le risque majeur en cas de noyade est l'asphyxie due au manque d'oxygène. En effet, les premières minutes d'un arrêt cardiaque sont critiques, car chaque minute sans oxygénation réduit les chances de survie de votre enfant de 15 à 20 %.

LES **SECOURS**

Si l'enfant ne respire plus

- dégagez d'éventuels corps étrangers dans sa bouche ;
- commencez le bouche-à-bouche (voir Arrêt cardiaque, p. 132), sans essayer de faire sortir l'eau des poumons ;
- appelez les secours en urgence ;
- ne secouez pas l'enfant ;
- surveillez son état de conscience, sa respiration et sa circulation.

Si son cœur ne bat plus

- appelez le SAMU ou les pompiers ;
- pratiquez immédiatement la respiration artificielle (voir Arrêt respiratoire, p. 133), pendant qu'une autre personne pratiquera le massage cardiaque externe (p. 132) ;

- Ce sera le moment alors de le coucher sur le dos, en veillant à soulever ses épaules par un linge de façon à défléchir sa tête en arrière. Cette position empêchera ainsi que sa langue ne bascule vers le fond de la gorge et gêne l'axe respiratoire.
- Dégagez maintenant le nez, la bouche et la gorge de votre enfant avec un mouchoir ou un doigt recourbé recouvert d'un petit bout de tissu. Vous enlèverez ainsi des sécrétions et des débris alimentaires, végétaux ou autres…

› veillez bien à alterner les compressions sur le sternum et l'insufflation.

SAUVÉ !

Votre enfant est sauvé, c'est l'essentiel, mais attention ! les dommages mortels peuvent encore survenir plusieurs heures après l'accident, surtout au niveau des poumons. Donc, précipitez-vous à l'hôpital dès que votre petit a retrouvé ses esprits.

PERTE *de conscience*

Ce simple malaise est probablement dû à une hypoglycémie, aussi, dès que votre petit aura repris connaissance, donnez-lui un peu d'eau sucrée.

LES **SECOURS**

En attendant qu'il revienne à lui, donnez-lui quelques gifles (pas trop fortes) tout en lui parlant doucement pour le rassurer. Puis allongez-le en surélevant ses pieds. Vous favoriserez ainsi l'irrigation de son cerveau. Si, au bout de quelques minutes, votre enfant ne réagit toujours pas, appelez immédiatement le 15.

Si votre petit vomit ou s'il saigne de la bouche ou du nez, allongez-le sur le côté, une jambe légèrement repliée et l'autre tendue. Puis inclinez un peu sa tête vers l'arrière. Dans cette position, dite « position latérale de sécurité », les vomissements s'évacueront sans danger et votre enfant respirera aisément.

Enfin, si vous soupçonnez une chute, surtout, ne déplacez pas votre enfant ; peut-être a-t-il une lésion à la colonne vertébrale. Là aussi, appelez tout de suite le SAMU et ne tentez pas de massage cardiaque. Seul un personnel compétent peut l'effectuer sur un enfant de cet âge.

PIQÛRES *d'animaux*

Nul besoin que l'animal soit gros pour faire mal, surtout lorsqu'il « dégaine », par exemple son dard dans la douce peau de votre bébé ! Les piqûres sont inévitables, mais heureusement, la plupart sont inoffensives...

LES PIQÛRES **D'INSECTES**

Ce sont en général celles des hyménoptères comme les abeilles, les guêpes, les frelons et autre bourdons. Si l'abeille ne pique qu'une fois avec son dard, attention à la guêpe qui peut planter plusieurs fois de suite son solide aiguillon.

Ces piqûres pleines de venin entraînent une réaction toxique : outre la douleur vive qu'elles produisent, la peau se met à gonfler, devient rouge et démange. Si la douleur cesse au bout de quelques heures, en revan-

che la zone rougie ne disparaît qu'après plusieurs jours.
Certains enfants sont très allergiques à certains venins d'insectes, aussi, si le vôtre vomit, a des vertiges ainsi que des sueurs, procédez aux soins « habituels » pour toute piqûre décrits ci-dessous, puis emmenez-le d'urgence chez un médecin ou à l'hôpital.
Si la ou les piqûres d'insectes se sont localisées dans la bouche ou dans la gorge, donnez immédiatement un glaçon à sucer à votre enfant (tenez le glaçon si c'est un bébé), posez une compresse froide sur sa nuque (renouvelez l'opération dès que la compresse tiédit) et filez aux urgences ou appelez le 15. L'enfant (ou l'adulte) risque un gonflement des muqueuses des voies respiratoires et de la langue, voire (très rarement) un rétrécissement mortel des voies respiratoires. En cas d'arrêt respiratoire, procédez à la respiration artificielle (voir Arrêt respiratoire, p. 133) en attendant les secours.

Les secours

Après vous être lavé les mains, enlevez avec précaution le dard :

- pincez la peau latéralement avec vos ongles. La pince à épiler risque, elle, de casser le dard et ainsi de propager du venin supplémentaire ;
- sucez la plaie car le venin est détruit par les sucs digestifs ;
- approchez la zone piquée vers une source de chaleur vive en veillant à ce que votre petit ne bouge pas (briquet ou ampoule chaude) ; le venin se détruit en effet à la chaleur ;
- si ça « gratte », appliquez une pommade antihistaminique sur la plaie.

L'astuce

- Coupez un oignon et passez-le sur la piqûre : le jus de l'oignon va refroidir la peau et la faire dégonfler…

Petits conseils

Quelques précautions peuvent limiter les risques de piqûres :

- surveillez les environs lorsque vous faites déguster des fruits d'été bien juteux à votre petit gourmand ;
- ne le laissez pas marcher pieds nus dans l'herbe, surtout s'il y a des fleurs. Qui dit fleur dit insecte suceur ;
- pour le faire boire, utilisez le biberon ou une paille ;
- n'oubliez pas de mettre une moustiquaire pendant la sieste de votre petit bout, que ce soit au-dessus de son lit ou de son maxi-cosy.

LES PIQÛRES **DE MÉDUSE**

Si la plupart des méduses sont inoffensives, leurs tentacules peuvent néanmoins brûler la peau lorsqu'on les frôle… c'est leur façon de se défendre !

Les secours

Rincez bien la peau touchée à l'eau de mer et appliquez du vinaigre (si vous en avez !). Si vous n'avez rien sous la main, massez la peau touchée avec du sable, en appuyant bien sur la peau, ça calme instantanément. Vous pouvez aussi uriner sur la partie endolorie…

SAIGNEMENT *de nez*

Il peut être causé par un choc sur le nez, bien sûr, mais tout simplement provoqué par le doigt que votre chérubin met dans son nez ! La cloison nasale est en effet très fragile…

LES **SECOURS**

L'épistaxis (c'est le nom savant !) s'arrête habituellement en comprimant avec un doigt, pendant une dizaine de minutes, la ou les narines qui saignent. N'allongez pas votre enfant en lui mettant la tête en arrière, le sang coulerait dans sa gorge ! Asseyez-le et dites-lui de respirer calmement par la bouche. Si le sang ne se tarit pas, introduisez dans la narine un tampon de coton, de gaze ou une compresse. N'enfoncez pas complètement ces « bouchons », ils doivent dépasser de l'orifice nasal. Si, malgré tous ces soins, le nez de votre enfant persiste à saigner, allez aux urgences ORL de l'hôpital.

Enfin, si votre petit bout a de fréquents saignements de nez, parlez-en à votre médecin ; peut-être a-t-il une légère dilatation des vaisseaux de la muqueuse nasale ou présente-t-il un trouble de la coagulation du sang.

TRAUMATISME *crânien*

En général, ce type d'accident provoque rapidement un gonflement du cuir chevelu. Souvent, un saignement important se produit. Ne vous affolez pas même si le saignement est important, la tête est en effet

À SAVOIR

Quand il faut aller à l'hôpital

Si votre petit a besoin d'être soigné à l'hôpital pour quelques jours afin d'effectuer des examens ou de surveiller la bonne évolution d'un traitement, ne vous sentez pas démuni(e). De nos jours, les équipes médicales sont extrêmement bien formées pour s'occuper des tout-petits qu'ils choient avec tendresse. Voici néanmoins quelques petits conseils pour lui faire voir la vie en rose…

- placez ses peluches préférées dans son lit ;

une partie du corps qui saigne beaucoup. De toute façon, un choc à la tête doit vous amener à consulter en urgence, surtout lorsqu'il s'agit d'un petit bout... et, bien sûr, à appeler les secours d'urgence si votre enfant est inconscient.

Attention à la commotion cérébrale, en cas de choc important. Cela signifie que le cerveau a bougé dans sa boîte crânienne. En voici les principaux signes :

- nausées ;
- vomissements ;
- perte de conscience plus ou moins longue ;
- trou de mémoire en ce qui concerne l'accident (si votre enfant est en âge de parler).

Votre petit souffre peut-être d'une hémorragie cérébrale. Pour le savoir, vérifiez quelques heures après l'accident si son rythme cardiaque diminue, si sa respiration devient irrégulière ou s'il perd conscience. Si c'est le cas, appelez d'urgence les secours.

Les secours

Tout d'abord, installez votre enfant dans la position d'« état de choc » (voir p. 141) jusqu'à l'arrivée d'un médecin.

- S'il saigne beaucoup, mettez-le en position latérale de sécurité et couvrez sa blessure avec une compresse stérile. Si vous n'en avez pas, utilisez une serviette de bain ou un torchon propres.
- S'il s'agit « juste » d'une contusion cérébrale, maintenez un objet froid et solide sur l'endroit douloureux pendant dix bonnes minutes. Cela devrait normalement stopper l'hémorragie au niveau du cuir chevelu... en attendant la venue du médecin.

- rendez-lui visite le plus souvent possible : mieux vaut de courtes visites plutôt que des longues, un peu trop espacées ;
- ne le gavez pas de gâteaux ; ils lui sont d'une part peut-être interdits, d'autre part seule votre présence est indispensable ;
- laissez-lui un objet vous appartenant (écharpe, mouchoir...). Ce « trésor » montrera à votre petit malade que vous n'êtes pas loin et que vous allez revenir bien vite ;
- enfin, cajolez-le, embrassez-le et dites-lui que bientôt il retrouvera sa maison...

zoom

Carnet d'adresses

Voici quelques numéros à avoir à la portée de main afin de ne pas paniquer et de garder son sang-froid en situation d'urgence.

Des numéros à connaître

- **SAMU 15**
- **Pompiers 18**
- **Appel d'urgence européen 112**

URGENCES PÉDIATRIQUES À PARIS

- Hôpital Armand-Trousseau
  26, av. du Docteur-Arnold-Netter
  75012 Paris
  tél. : 01 44 73 74 75
- Hôpital Necker-Enfants malades
  149, rue de Sèvres
  75015 Paris
  tél. : 01 44 49 40 00
- Hôpital Robert-Debré
  48, bd Sérurier
  75019 Paris
  tél. : 01 40 03 20 00
- Hôpital Saint-Vincent-de-Paul
  82, av. Denfert-Rochereau
  75014 Paris
  tél. : 01 40 48 81 11

CENTRES ANTIPOISON (24 H/24)

- Paris/Île-de-France
  tél. : 01 40 05 48 48
- Auvergne, Rhône-Alpes
  (Lyon/Grenoble)
  tél. : 04 72 11 69 11
- Corse, Languedoc-Roussillon, Provence-Alpes-Côte d'Azur
  (Marseille)
  tél. : 04 91 75 25 25
- Bourgogne, Champagne-Ardenne, Lorraine (Nancy)
  tél. : 03 83 32 36 36
- Centre et Pays-de-la-Loire
  (Angers)
  tél. : 02 41 48 21 21
- Haute-Normandie, Nord-Pas-de-Calais, Picardie (Lille/Rouen)
  tél. : 0825 812 822
- Basse-Normandie, Bretagne
  (Rennes)
  tél. : 02 99 59 22 22
- Aquitaine, Poitou-Charentes
  (Bordeaux)
  tél. : 05 56 96 40 80
- Limousin, Midi-Pyrénées
  (Toulouse)
  tél. : 05 61 49 33 33
- Alsace, Franche-Comté
  (Strasbourg)
  tél. : 03 88 37 37 37

Les cas d'urgence *mémo*

Les objets pointus et coupants ainsi que les **produits toxiques** ne doivent en aucun cas être placés à la portée des enfants.

*Ne pratiquez le **massage cardiaque** que si vous connaissez les bons gestes.*

Les **brûlures** sont une cause fréquente de décès accidentel chez les enfants autour de 2 ans.

LE COUP DE SOLEIL EST UNE BRÛLURE AU PREMIER DEGRÉ.

En situation de crise, n'oubliez pas que l'état d'angoisse de votre enfant dépend de votre sang-froid, aussi difficile soit-il de le garder...

On compte en France environ **400 noyades** *en eau douce par an chez les 1 à 4 ans, y compris dans une baignoire.*

NE LAISSEZ JAMAIS UN APPAREIL ÉLECTRIQUE BRANCHÉ SANS SURVEILLANCE.

TABLE DES MATIÈRES

3 LES CAS D'URGENCE

Note de l'éditeur :
Ce livre est un extrait du *Guide médical de votre enfant* publié en 2007.

Ouvrage réalisé en collaboration avec Françoise Dupont, Béatrice Nicodème, Diana Rapuch, Valérie Videau et Mathilde Huyghues Despointes

L'auteur et l'éditeur tiennent à remercier le docteur Serge Rafal pour sa validation des textes sur les médecines douces.

Mise en pages : Maogani

40.8640.1/01
ISBN : 978-2-501-05165-1
Dépôt légal : février 2009
Imprimé en France par Mame